This
Period Tracker
Belongs to

Period Tracker

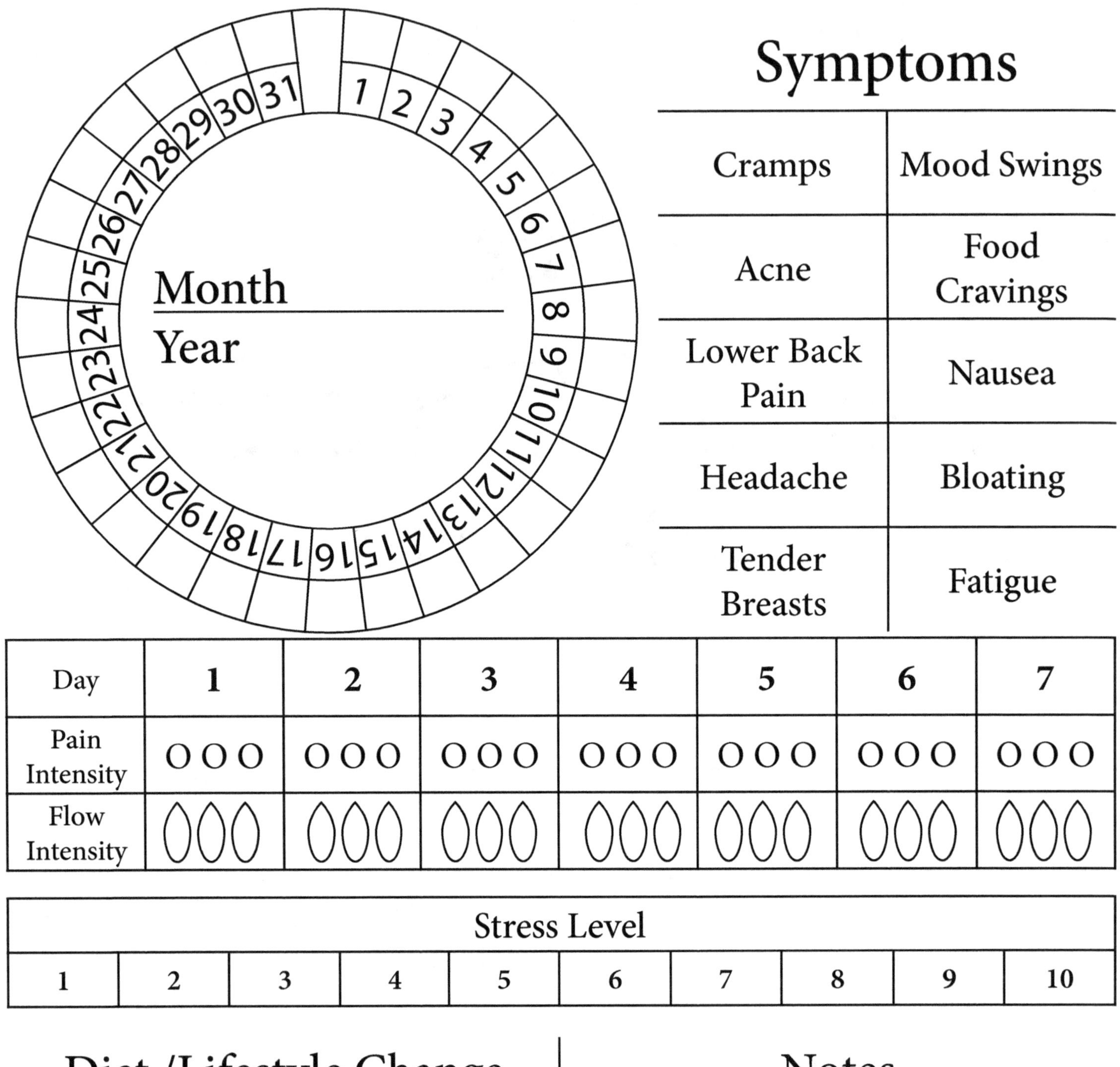

Period Tracker

Month						
Monday	Tuesday	Wednesday	Thursday	Friday	Saturday	Sunday

Period Arrived On		Period Ended On	

Period is...

early	on time	late

Period Tracker

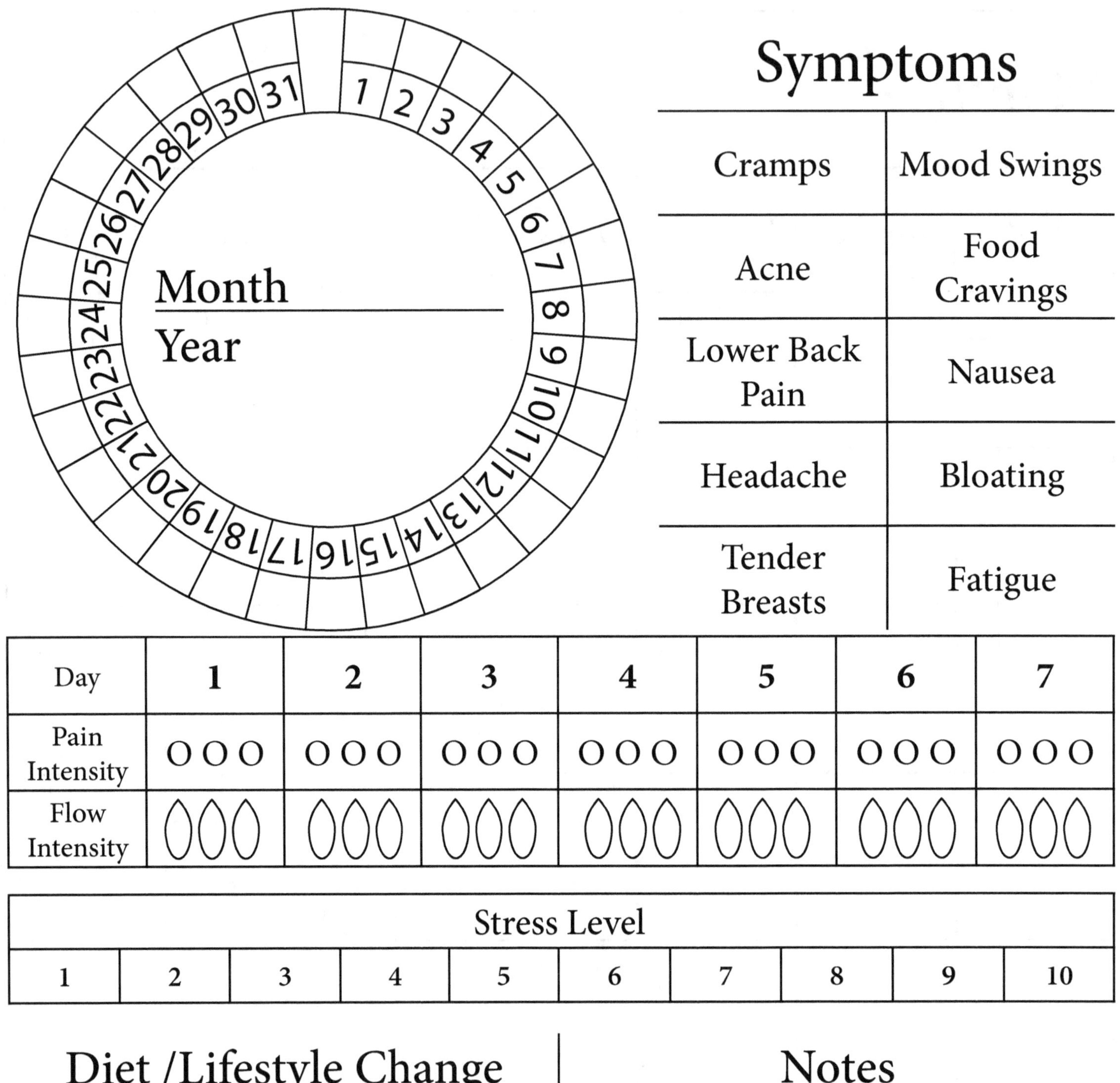

Day	1	2	3	4	5	6	7
Pain Intensity	○○○	○○○	○○○	○○○	○○○	○○○	○○○
Flow Intensity							

Stress Level									
1	2	3	4	5	6	7	8	9	10

Diet /Lifestyle Change

Notes

Period Tracker

Month						
Monday	Tuesday	Wednesday	Thursday	Friday	Saturday	Sunday

Period Arrived On		Period Ended On	

Period is...

early	on time	late

Period Tracker

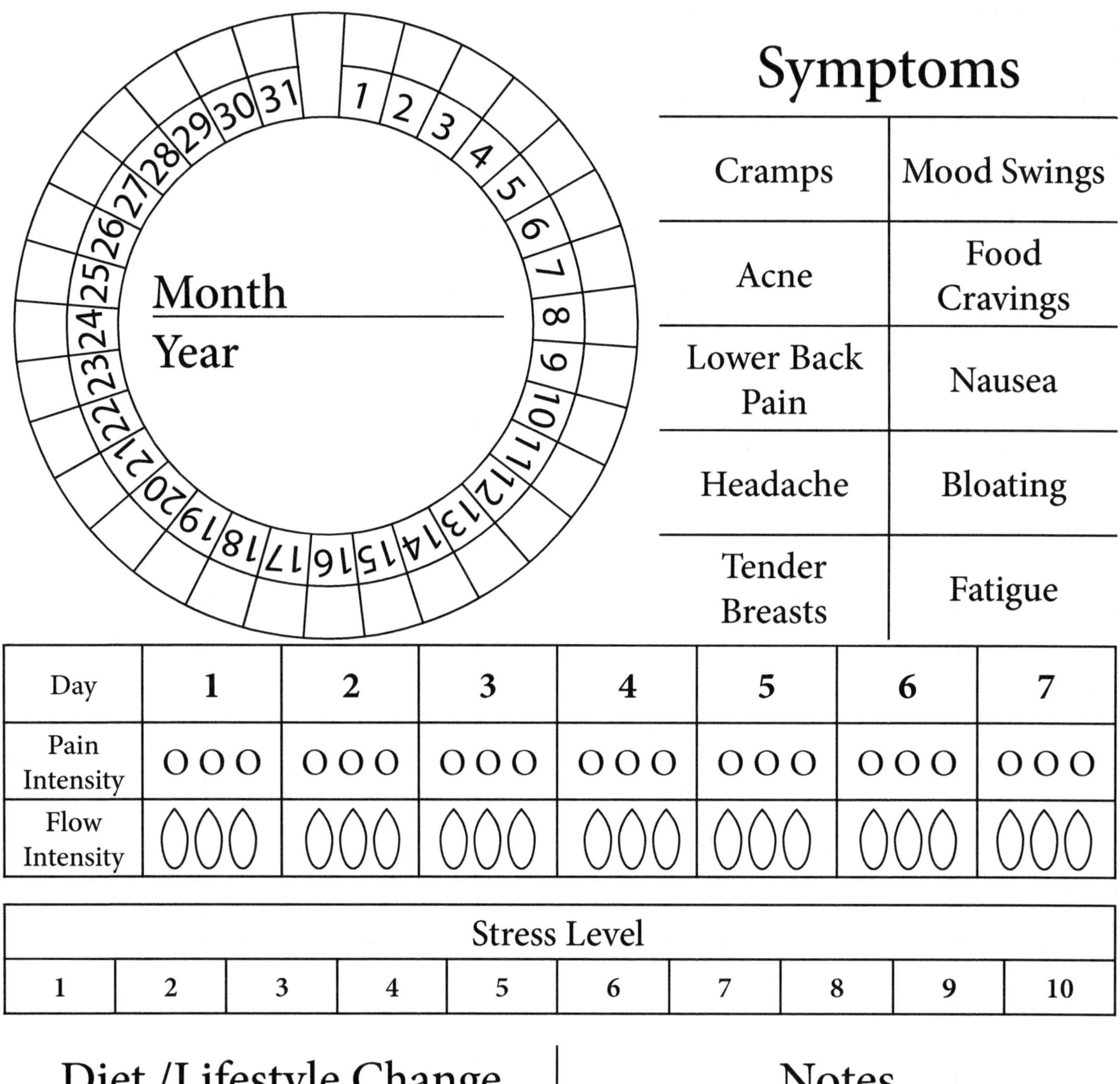

Symptoms

Cramps	Mood Swings
Acne	Food Cravings
Lower Back Pain	Nausea
Headache	Bloating
Tender Breasts	Fatigue

Day	1	2	3	4	5	6	7
Pain Intensity	O O O	O O O	O O O	O O O	O O O	O O O	O O O
Flow Intensity	◊◊◊	◊◊◊	◊◊◊	◊◊◊	◊◊◊	◊◊◊	◊◊◊

Stress Level

1	2	3	4	5	6	7	8	9	10

Diet /Lifestyle Change | Notes

Period Tracker

Month

Monday	Tuesday	Wednesday	Thursday	Friday	Saturday	Sunday

Period Arrived On		Period Ended On	

Period is...

early	on time	late

Period Tracker

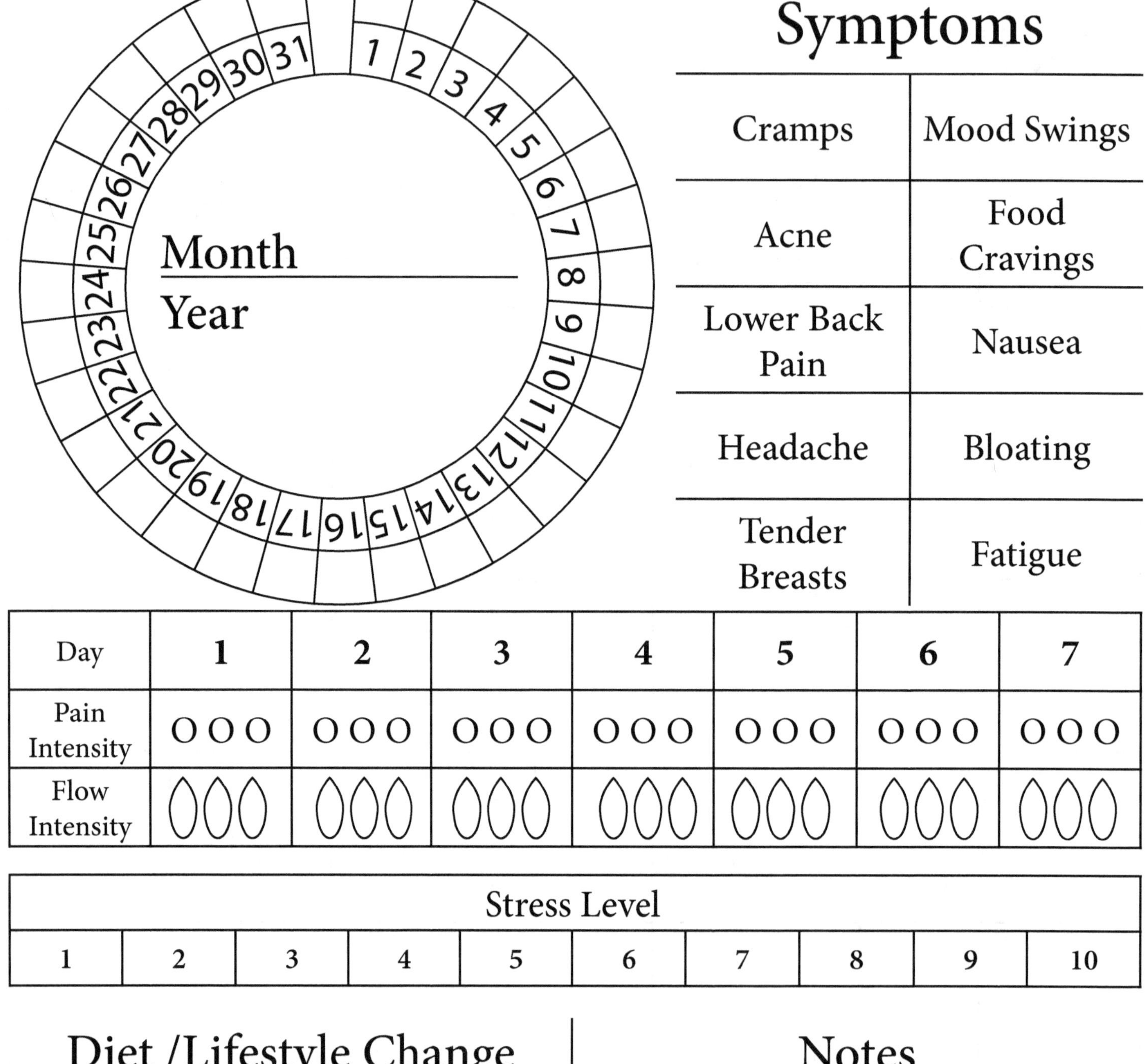

Symptoms

Cramps	Mood Swings
Acne	Food Cravings
Lower Back Pain	Nausea
Headache	Bloating
Tender Breasts	Fatigue

Day	1	2	3	4	5	6	7
Pain Intensity	O O O	O O O	O O O	O O O	O O O	O O O	O O O
Flow Intensity							

Stress Level									
1	2	3	4	5	6	7	8	9	10

Month ___________

Year

Diet /Lifestyle Change

Notes

Period Tracker

Month						
Monday	Tuesday	Wednesday	Thursday	Friday	Saturday	Sunday

Period Arrived On		Period Ended On	

Period is...

early	on time	late

Period Tracker

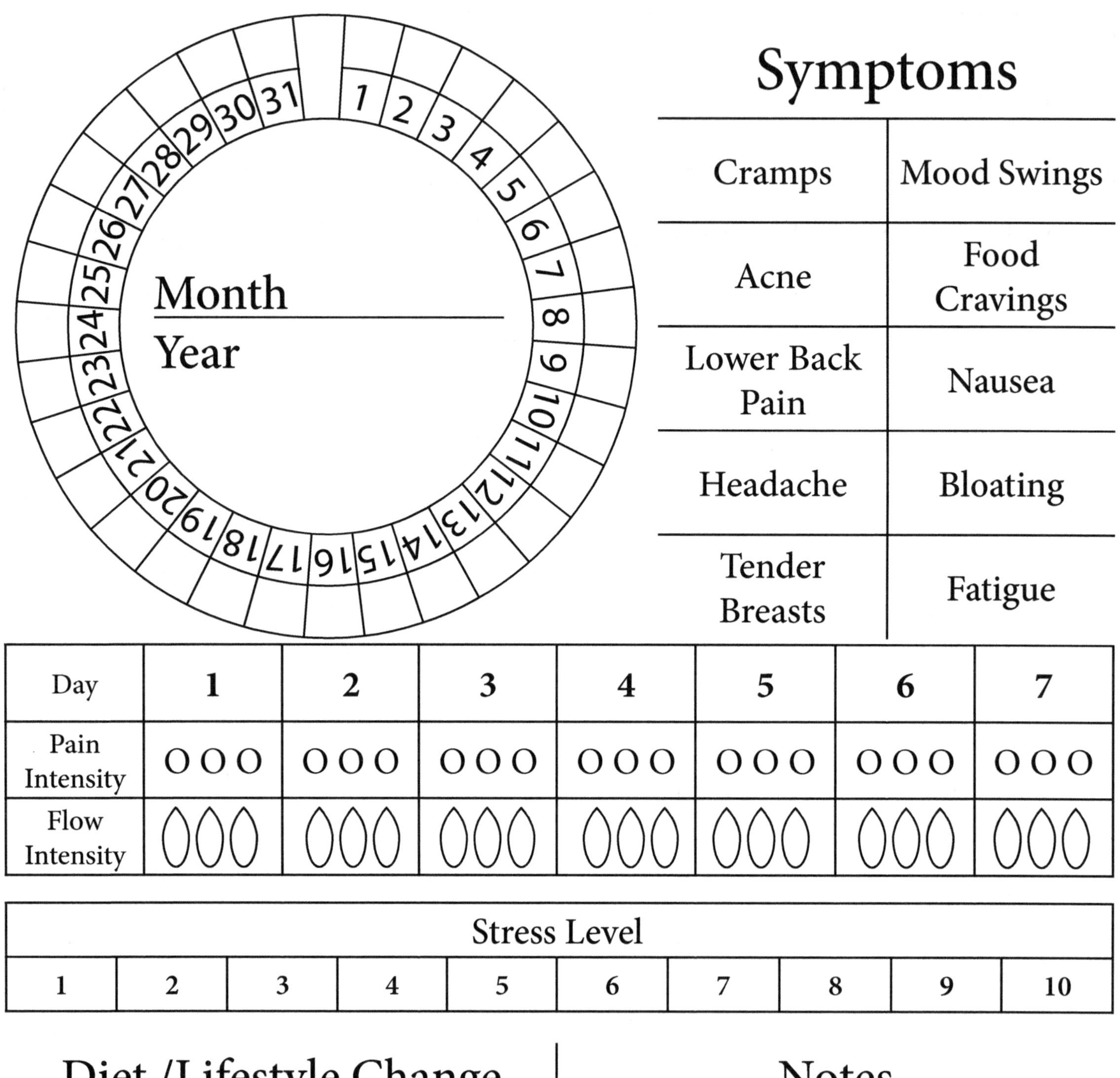

Month __________

Year

Symptoms

Cramps	Mood Swings
Acne	Food Cravings
Lower Back Pain	Nausea
Headache	Bloating
Tender Breasts	Fatigue

Day	1	2	3	4	5	6	7
Pain Intensity	OOO	OOO	OOO	OOO	OOO	OOO	OOO
Flow Intensity	OOO	OOO	OOO	OOO	OOO	OOO	OOO

Stress Level									
1	2	3	4	5	6	7	8	9	10

Diet /Lifestyle Change

Notes

Period Tracker

Month						
Monday	Tuesday	Wednesday	Thursday	Friday	Saturday	Sunday

Period Arrived On		Period Ended On	

Period is...

early	on time	late

Period Tracker

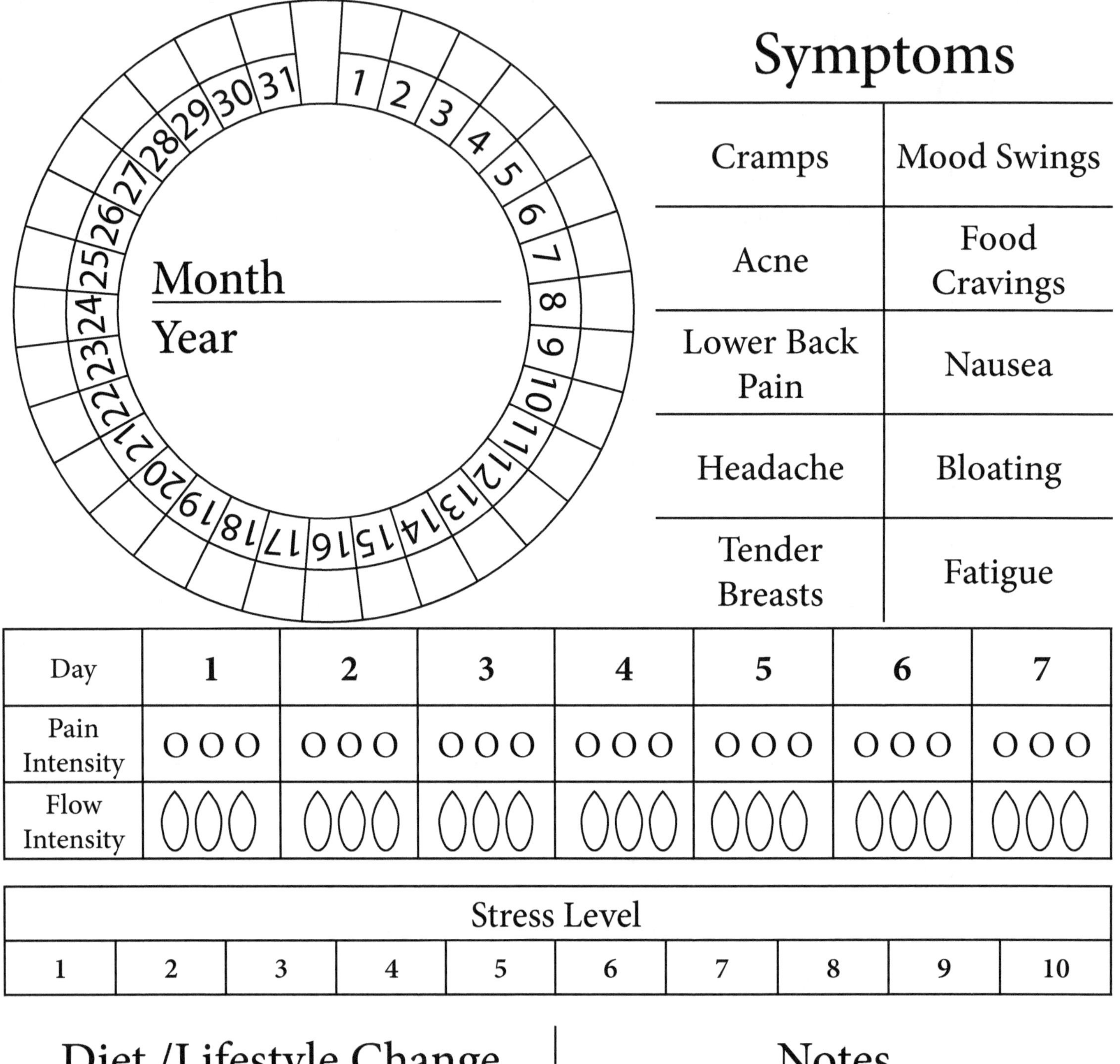

Day	1	2	3	4	5	6	7
Pain Intensity	O O O	O O O	O O O	O O O	O O O	O O O	O O O
Flow Intensity	◊◊◊	◊◊◊	◊◊◊	◊◊◊	◊◊◊	◊◊◊	◊◊◊

Stress Level									
1	2	3	4	5	6	7	8	9	10

Diet /Lifestyle Change | Notes

Period Tracker

Month						
Monday	Tuesday	Wednesday	Thursday	Friday	Saturday	Sunday

Period Arrived On		Period Ended On	

Period is...

early	on time	late

Period Tracker

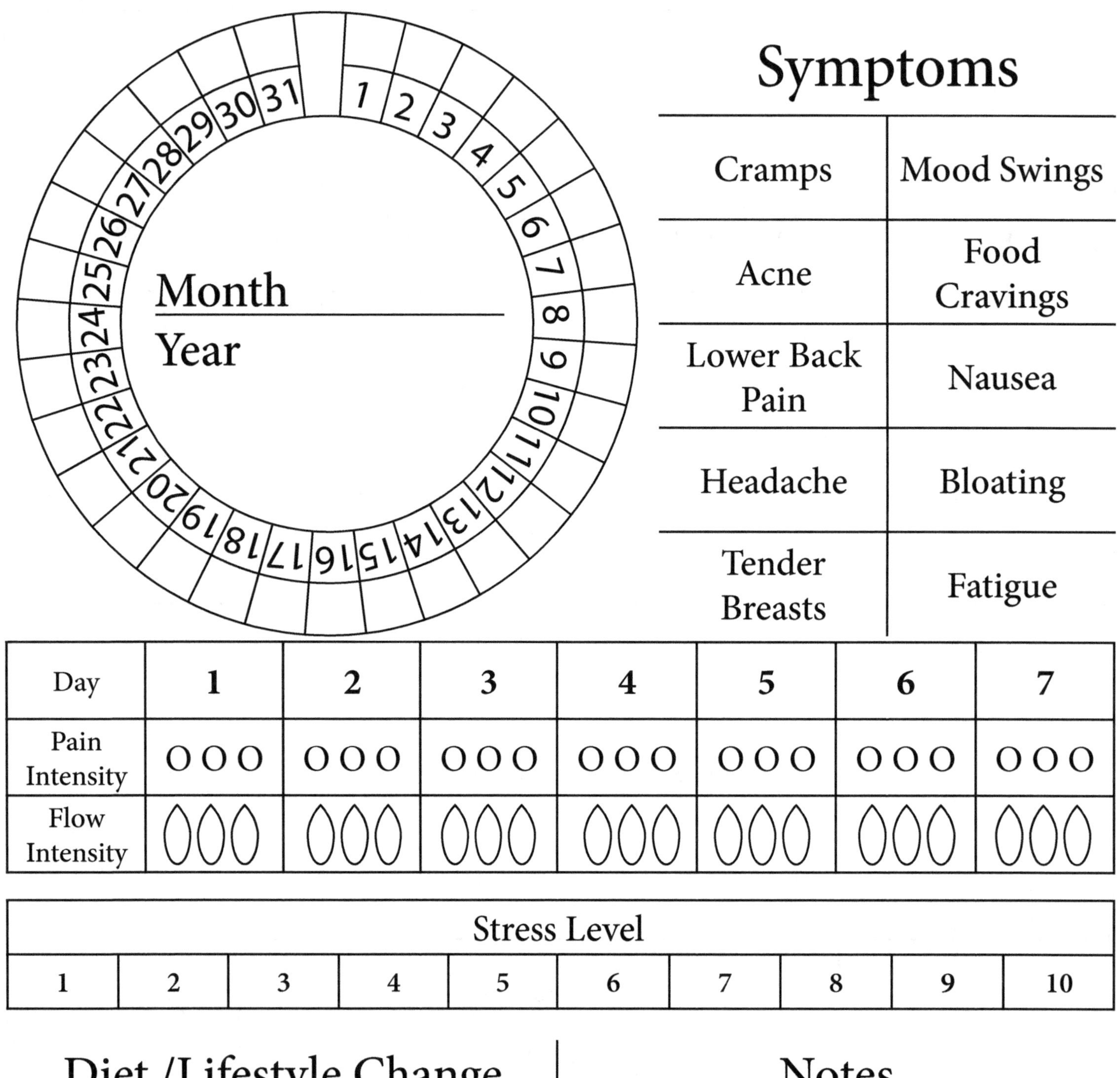

Day	1	2	3	4	5	6	7
Pain Intensity	O O O	O O O	O O O	O O O	O O O	O O O	O O O
Flow Intensity	◊◊◊	◊◊◊	◊◊◊	◊◊◊	◊◊◊	◊◊◊	◊◊◊

Stress Level									
1	2	3	4	5	6	7	8	9	10

Diet /Lifestyle Change

Notes

Period Tracker

Month						
Monday	Tuesday	Wednesday	Thursday	Friday	Saturday	Sunday

Period Arrived On		Period Ended On	

Period is...

early	on time	late

Period Tracker

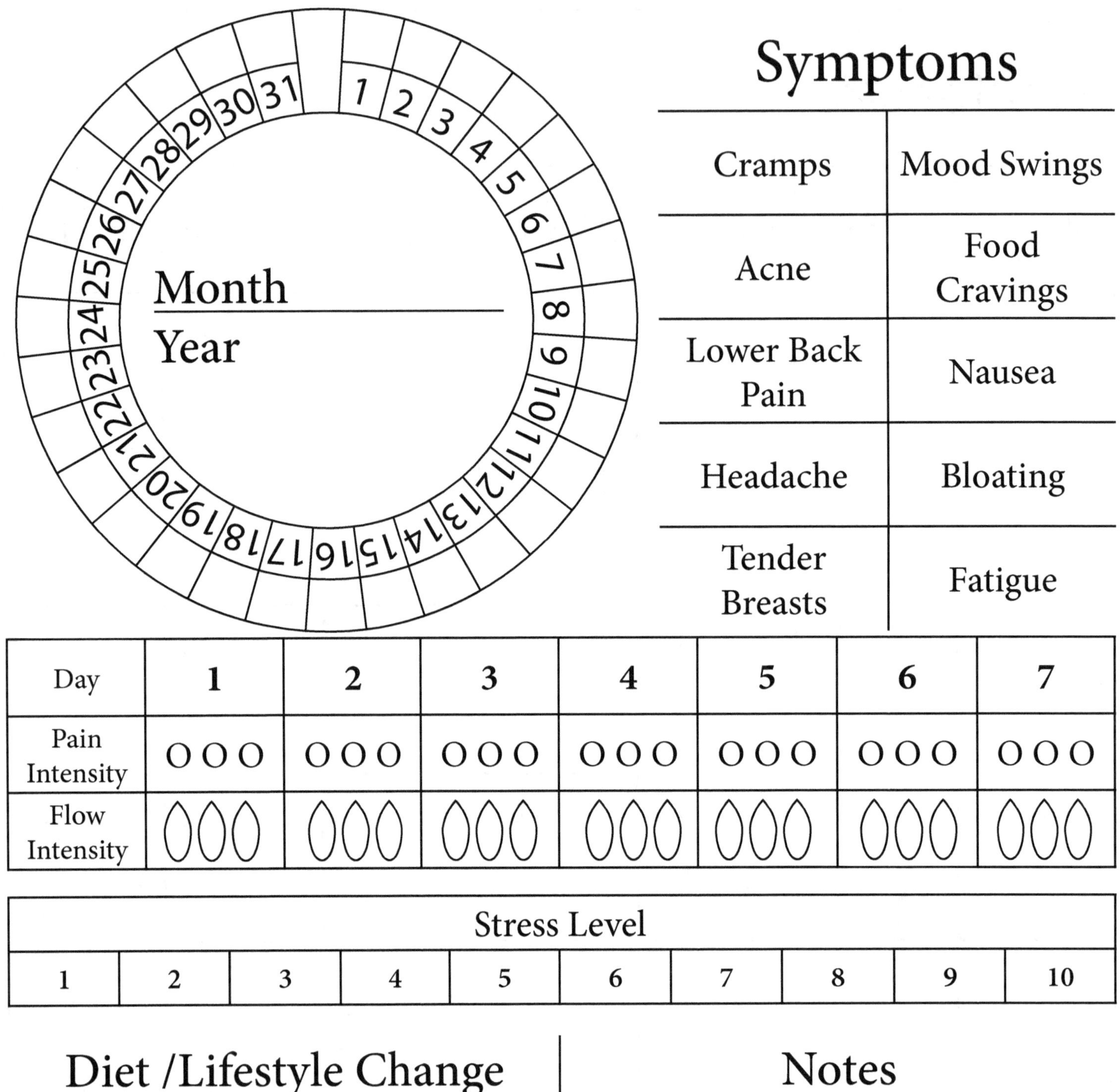

Symptoms

Cramps	Mood Swings
Acne	Food Cravings
Lower Back Pain	Nausea
Headache	Bloating
Tender Breasts	Fatigue

Day	1	2	3	4	5	6	7
Pain Intensity	O O O	O O O	O O O	O O O	O O O	O O O	O O O
Flow Intensity	000	000	000	000	000	000	000

Stress Level									
1	2	3	4	5	6	7	8	9	10

Diet /Lifestyle Change	Notes

Period Tracker

Month						
Monday	Tuesday	Wednesday	Thursday	Friday	Saturday	Sunday

Period Arrived On		Period Ended On	

Period is...

early	on time	late

Period Tracker

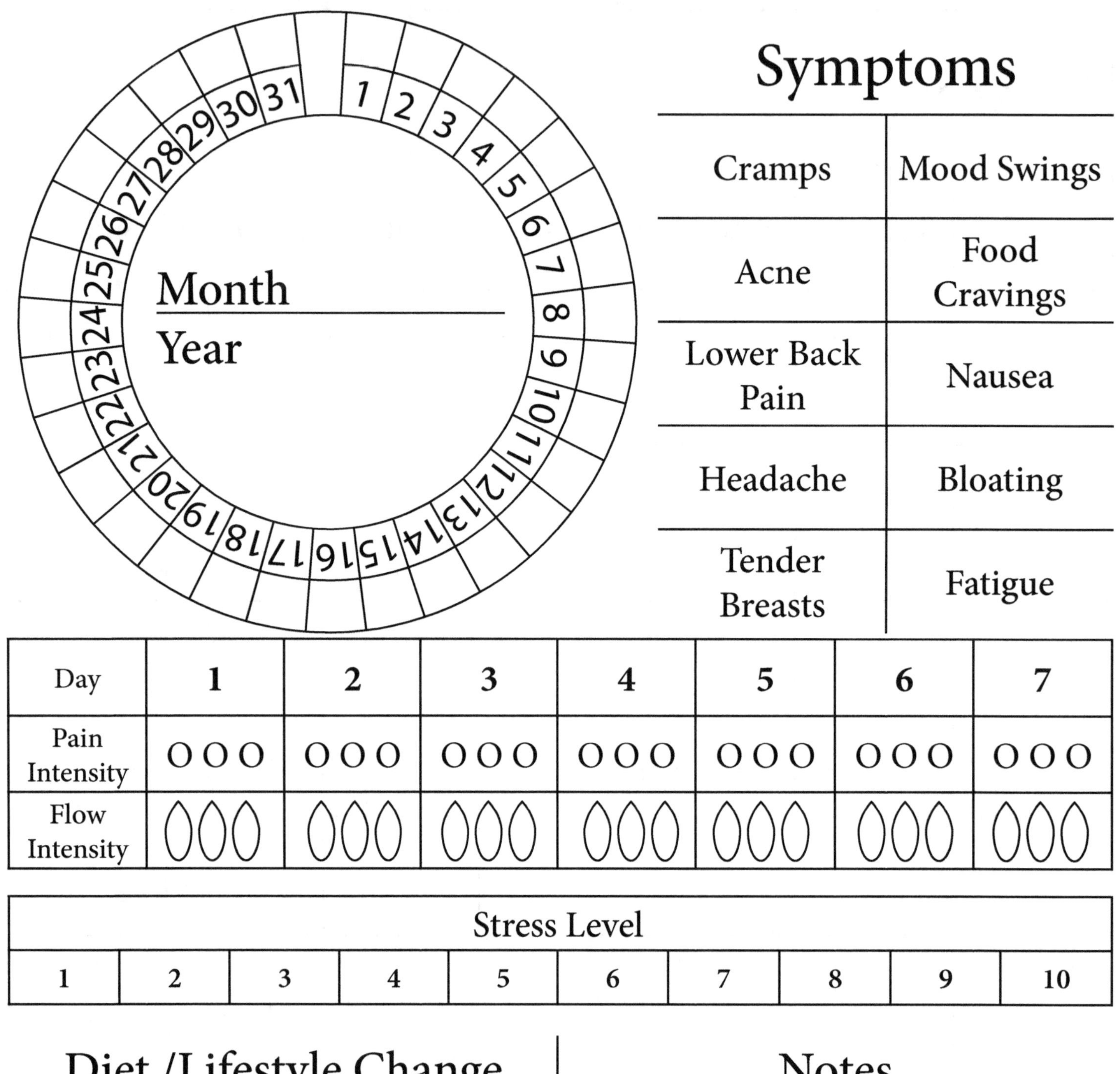

Diet /Lifestyle Change

Notes

Period Tracker

Month						
Monday	Tuesday	Wednesday	Thursday	Friday	Saturday	Sunday

Period Arrived On		Period Ended On	

Period is...

early	on time	late

Period Tracker

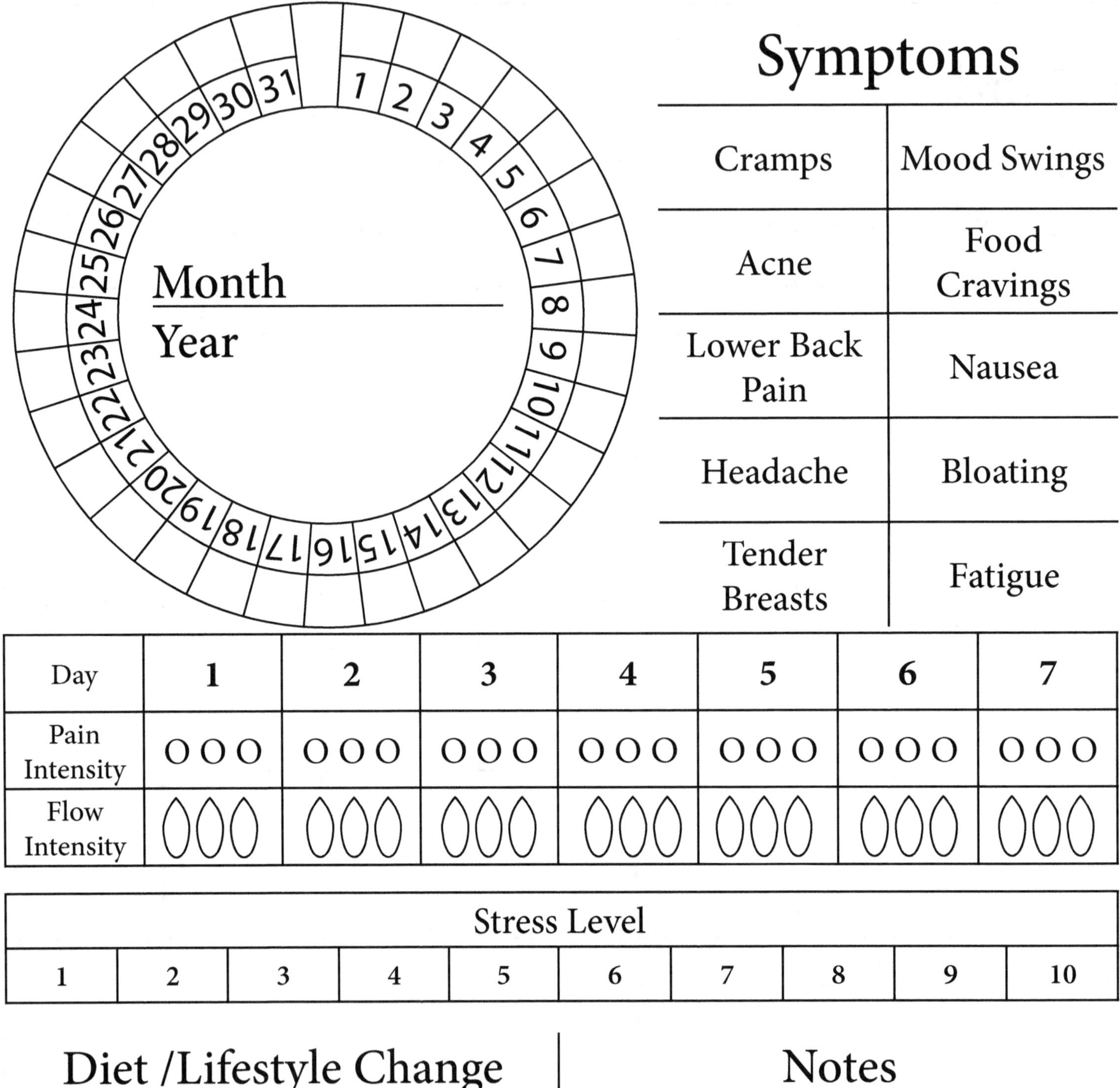

Diet /Lifestyle Change

Notes

Period Tracker

Month

Monday	Tuesday	Wednesday	Thursday	Friday	Saturday	Sunday

Period Arrived On		Period Ended On	

Period is...

early	on time	late

Period Tracker

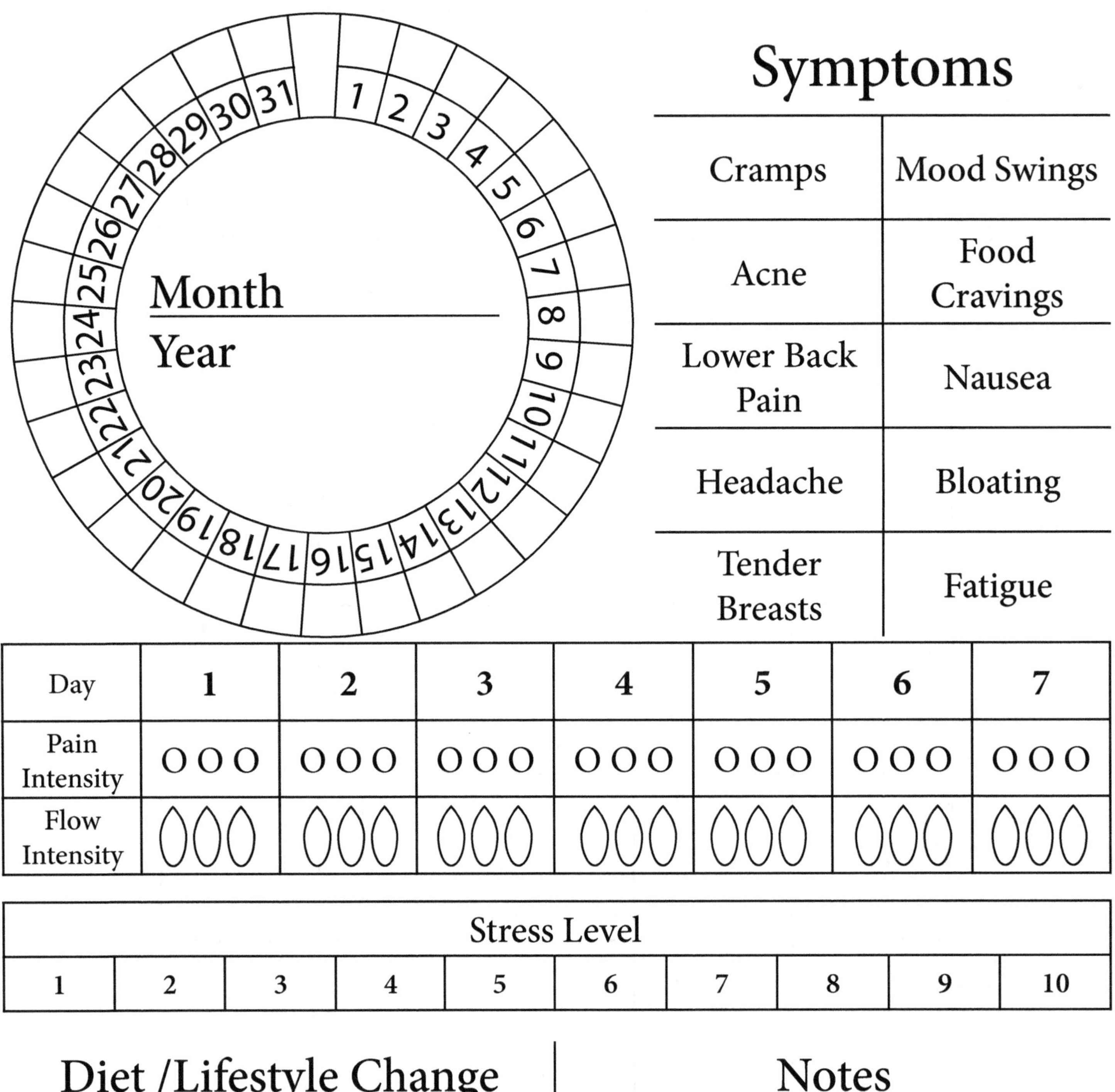

Period Tracker

Month

Monday	Tuesday	Wednesday	Thursday	Friday	Saturday	Sunday

Period Arrived On		Period Ended On	

Period is...

early	on time	late

Period Tracker

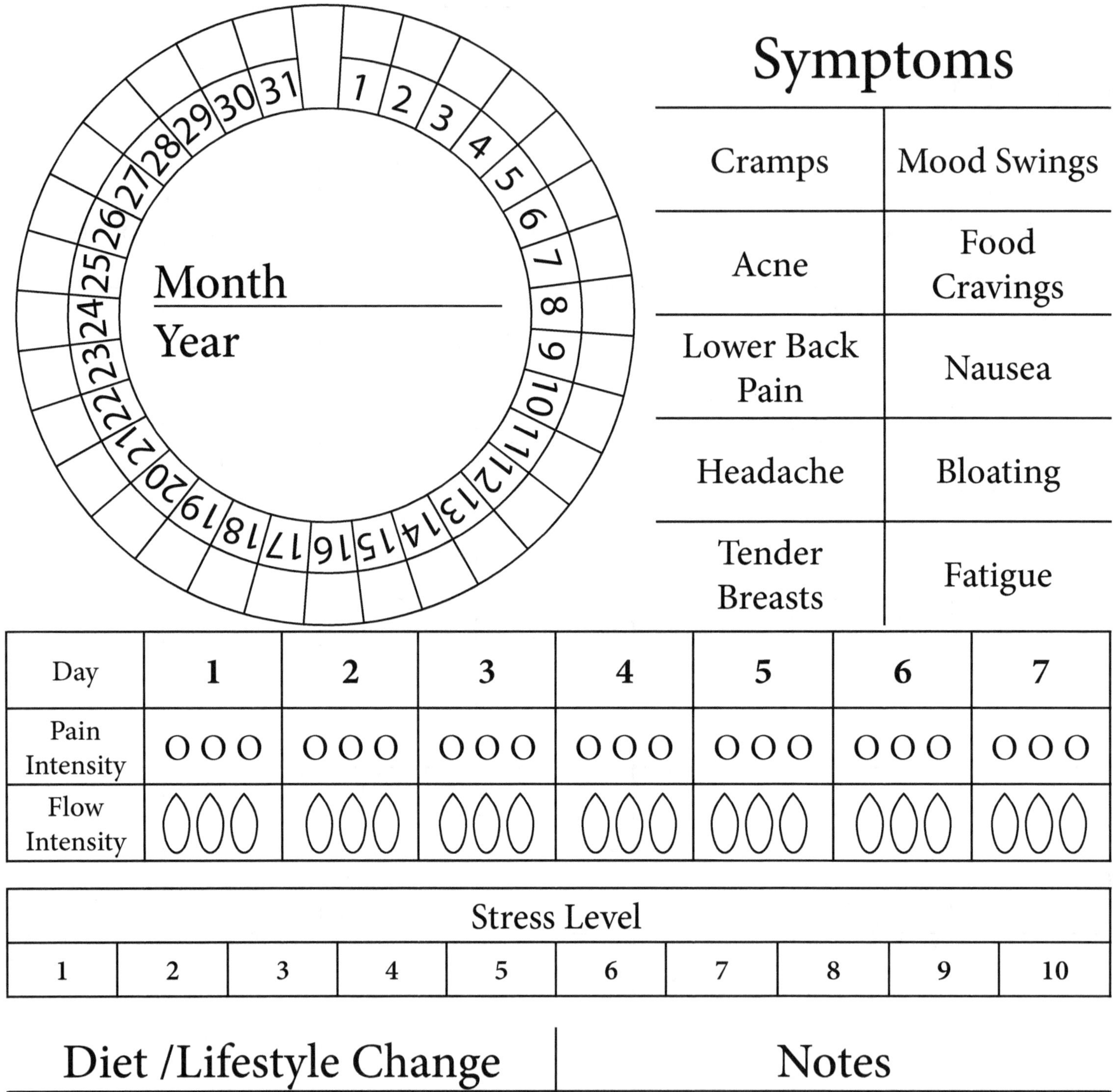

Symptoms

Cramps	Mood Swings
Acne	Food Cravings
Lower Back Pain	Nausea
Headache	Bloating
Tender Breasts	Fatigue

Day	1	2	3	4	5	6	7
Pain Intensity	O O O	O O O	O O O	O O O	O O O	O O O	O O O
Flow Intensity	◊◊◊	◊◊◊	◊◊◊	◊◊◊	◊◊◊	◊◊◊	◊◊◊

Stress Level

1	2	3	4	5	6	7	8	9	10

Diet /Lifestyle Change | Notes

Period Tracker

Month						
Monday	Tuesday	Wednesday	Thursday	Friday	Saturday	Sunday

Period Arrived On		Period Ended On	

Period is...

early	on time	late

Period Tracker

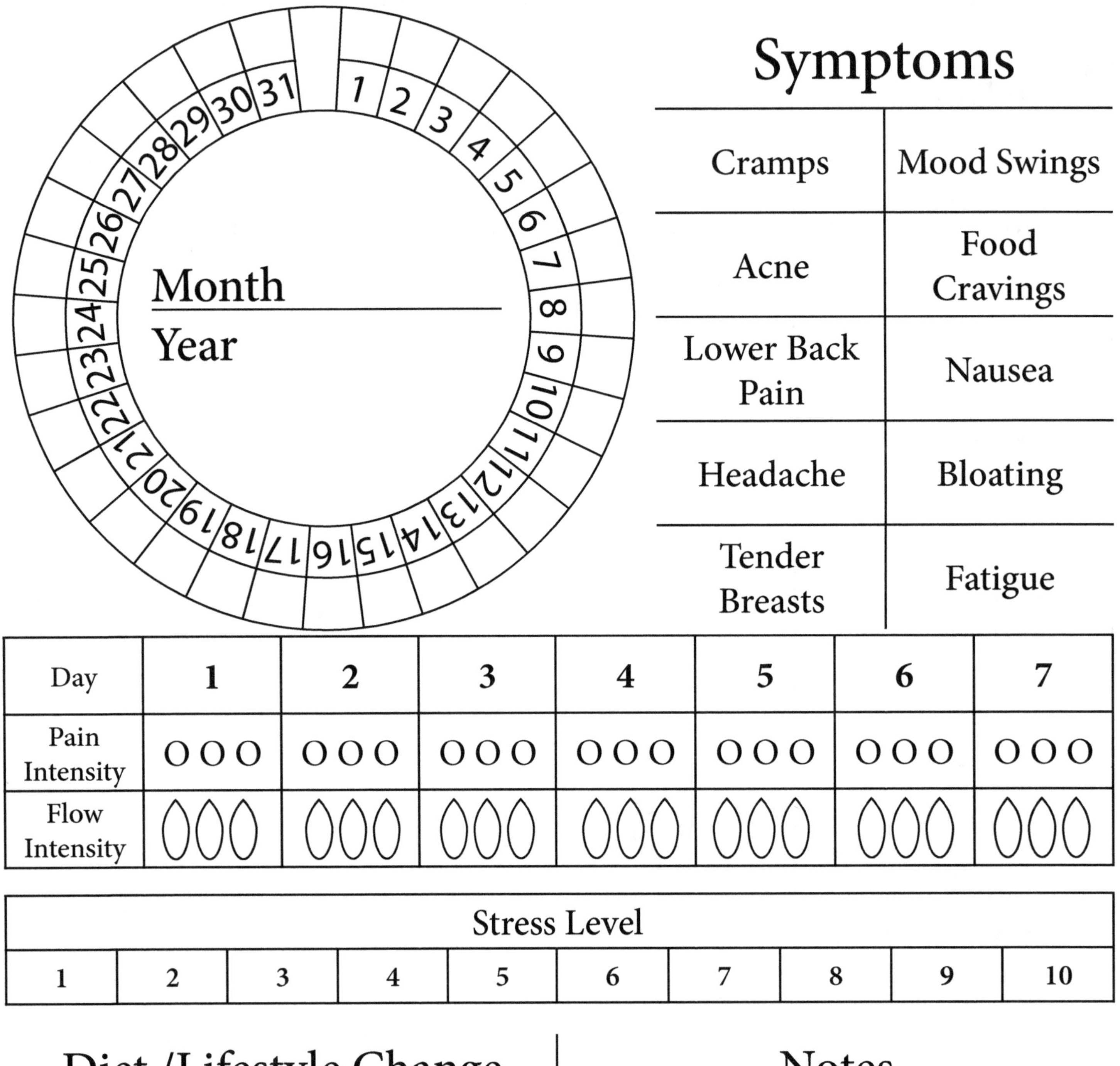

Month ___________
Year

Symptoms

Cramps	Mood Swings
Acne	Food Cravings
Lower Back Pain	Nausea
Headache	Bloating
Tender Breasts	Fatigue

Day	1	2	3	4	5	6	7
Pain Intensity	ooo	ooo	ooo	ooo	ooo	ooo	ooo
Flow Intensity	)))	)))	)))	)))	)))	)))	)))

Stress Level									
1	2	3	4	5	6	7	8	9	10

Diet /Lifestyle Change

Notes

Period Tracker

Month

Monday	Tuesday	Wednesday	Thursday	Friday	Saturday	Sunday

Period Arrived On		Period Ended On	

Period is...

early	on time	late

Period Tracker

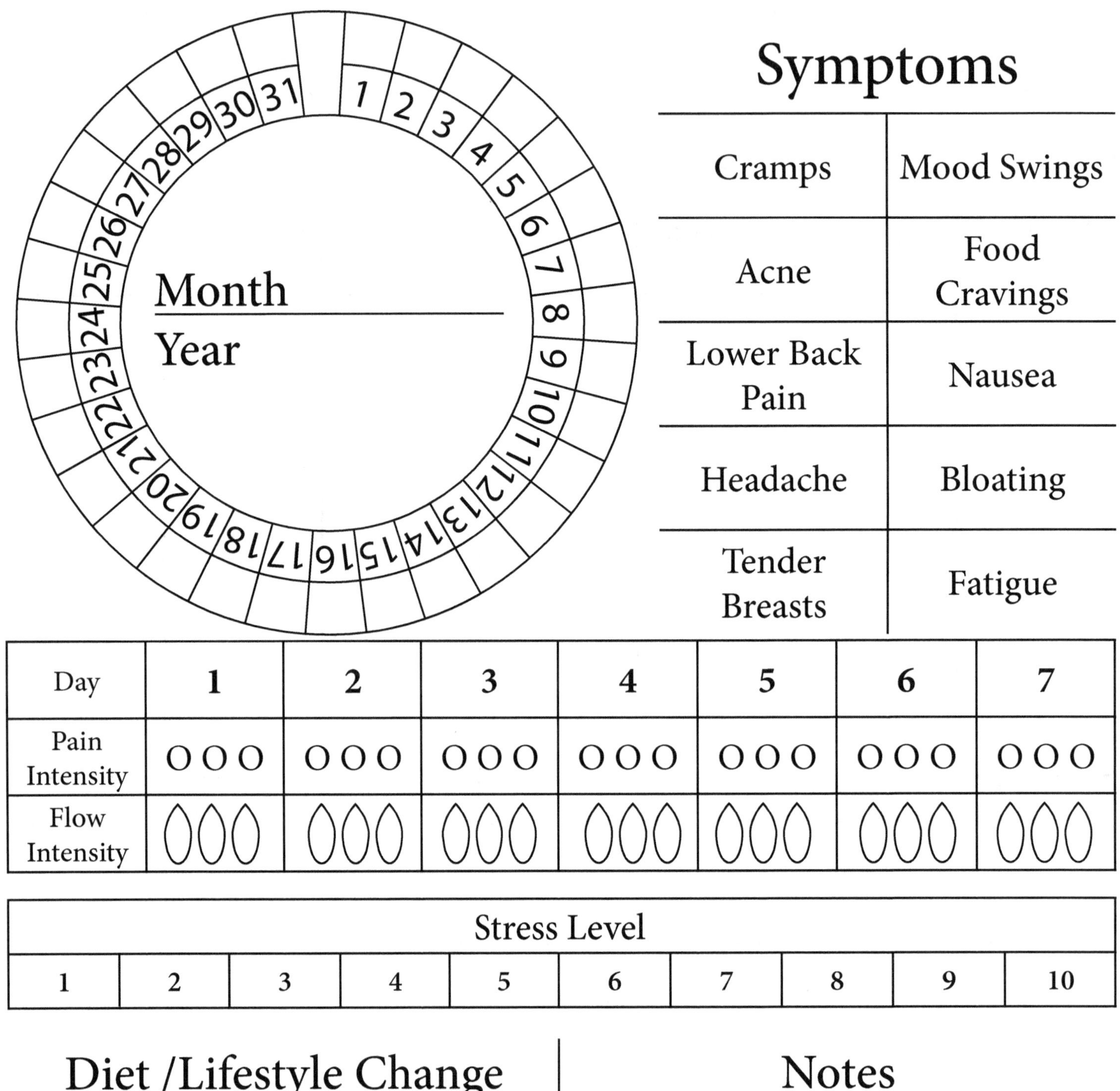

Day	1	2	3	4	5	6	7
Pain Intensity	O O O	O O O	O O O	O O O	O O O	O O O	O O O
Flow Intensity							

Stress Level									
1	2	3	4	5	6	7	8	9	10

Diet /Lifestyle Change

Notes

Period Tracker

Month

Monday	Tuesday	Wednesday	Thursday	Friday	Saturday	Sunday

Period Arrived On		Period Ended On	

Period is...

early	on time	late

Period Tracker

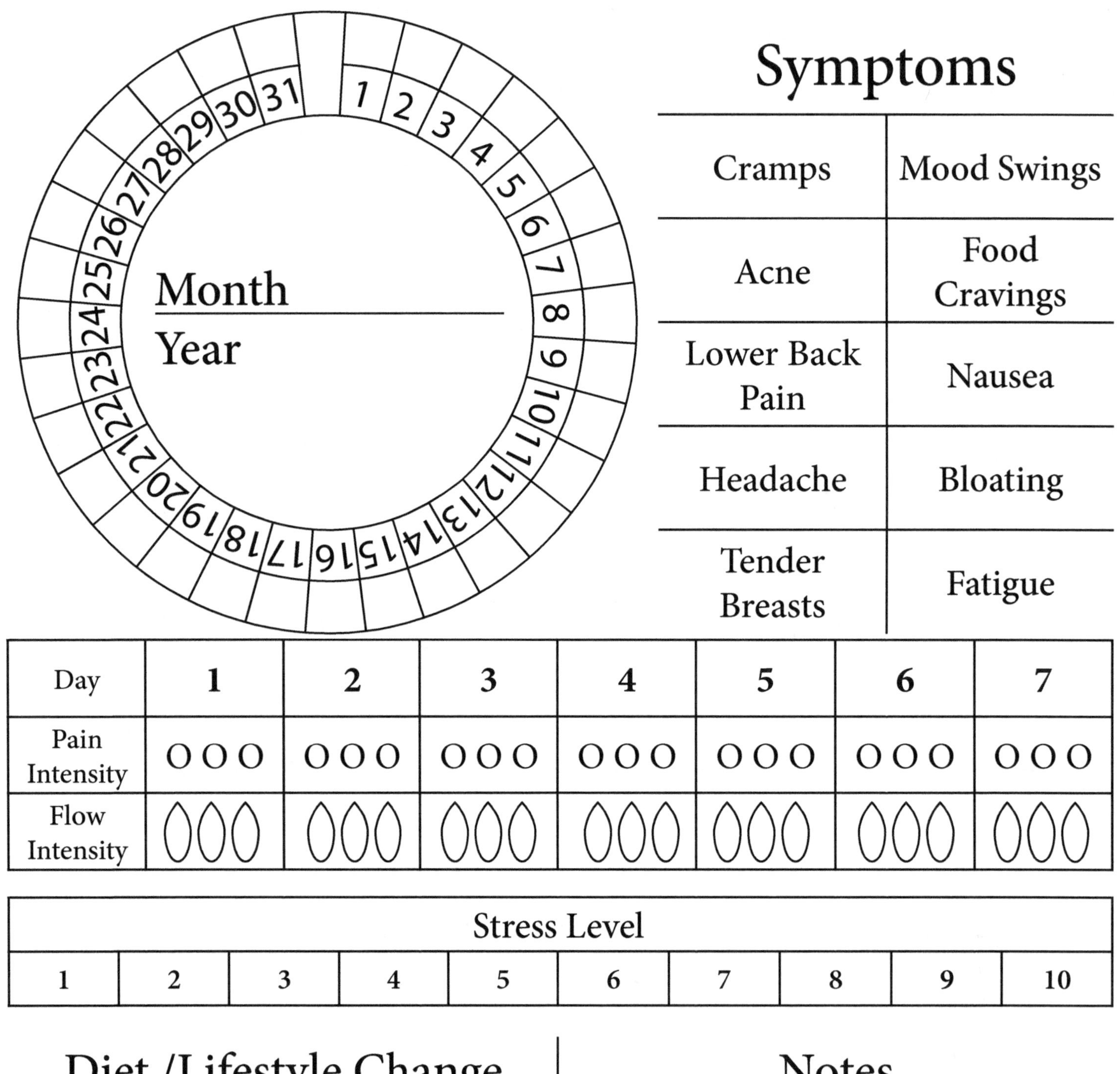

Day	1	2	3	4	5	6	7
Pain Intensity	ooo	ooo	ooo	ooo	ooo	ooo	ooo
Flow Intensity	◊◊◊	◊◊◊	◊◊◊	◊◊◊	◊◊◊	◊◊◊	◊◊◊

Stress Level									
1	2	3	4	5	6	7	8	9	10

Diet /Lifestyle Change

Notes

Period Tracker

Month						
Monday	Tuesday	Wednesday	Thursday	Friday	Saturday	Sunday

Period Arrived On		Period Ended On	

Period is...

early	on time	late

Period Tracker

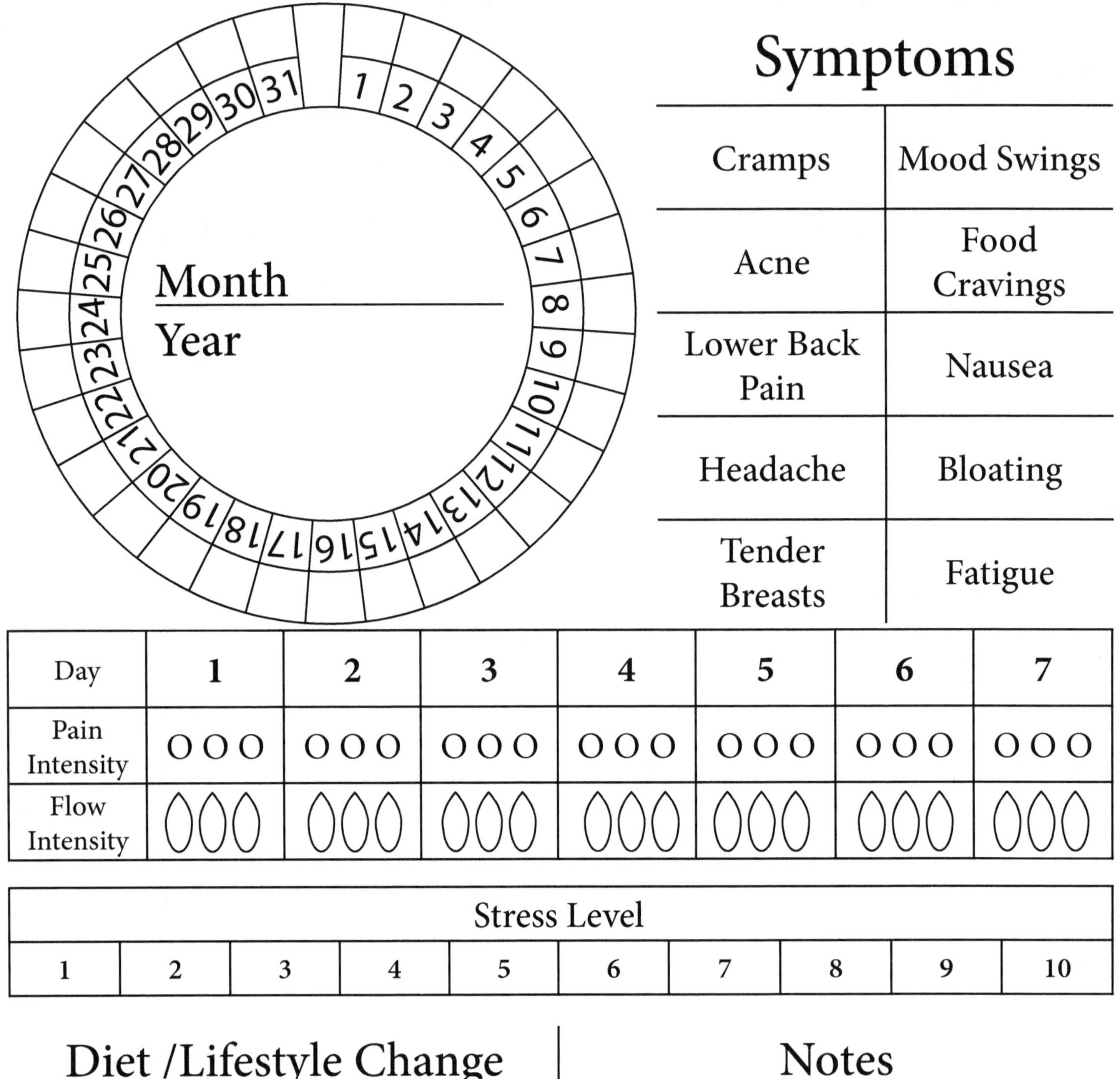

Day	1	2	3	4	5	6	7
Pain Intensity	O O O	O O O	O O O	O O O	O O O	O O O	O O O
Flow Intensity	〇〇〇	〇〇〇	〇〇〇	〇〇〇	〇〇〇	〇〇〇	〇〇〇

Stress Level									
1	2	3	4	5	6	7	8	9	10

Diet /Lifestyle Change

Notes

Period Tracker

Month

Monday	Tuesday	Wednesday	Thursday	Friday	Saturday	Sunday

Period Arrived On		Period Ended On	

Period is...

early	on time	late

Period Tracker

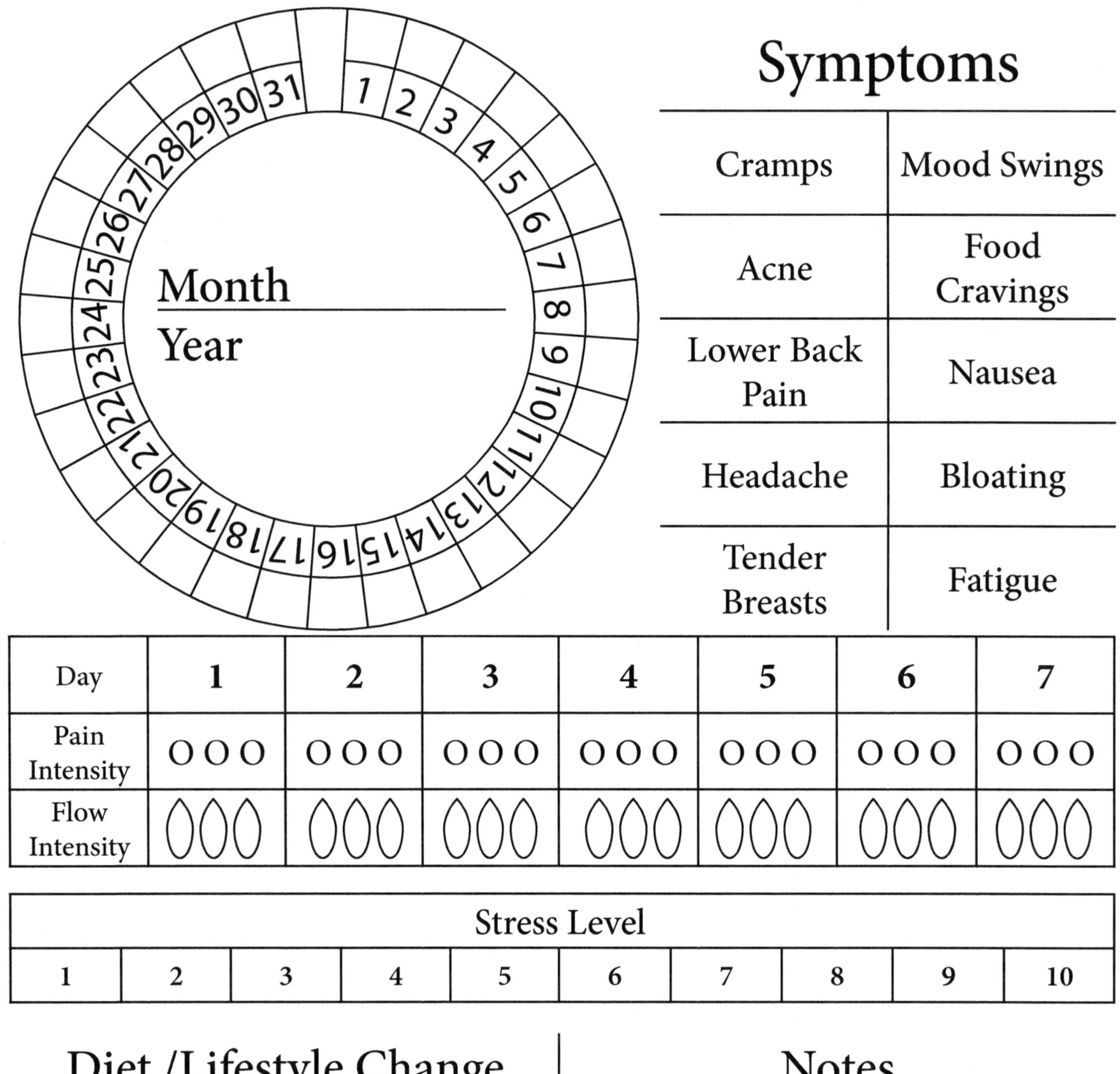

Day	1	2	3	4	5	6	7
Pain Intensity	ooo	ooo	ooo	ooo	ooo	ooo	ooo
Flow Intensity	OOO	OOO	OOO	OOO	OOO	OOO	OOO

Stress Level									
1	2	3	4	5	6	7	8	9	10

Diet /Lifestyle Change

Notes

Period Tracker

Month

Monday	Tuesday	Wednesday	Thursday	Friday	Saturday	Sunday

Period Arrived On		Period Ended On	

Period is...

early	on time	late

Period Tracker

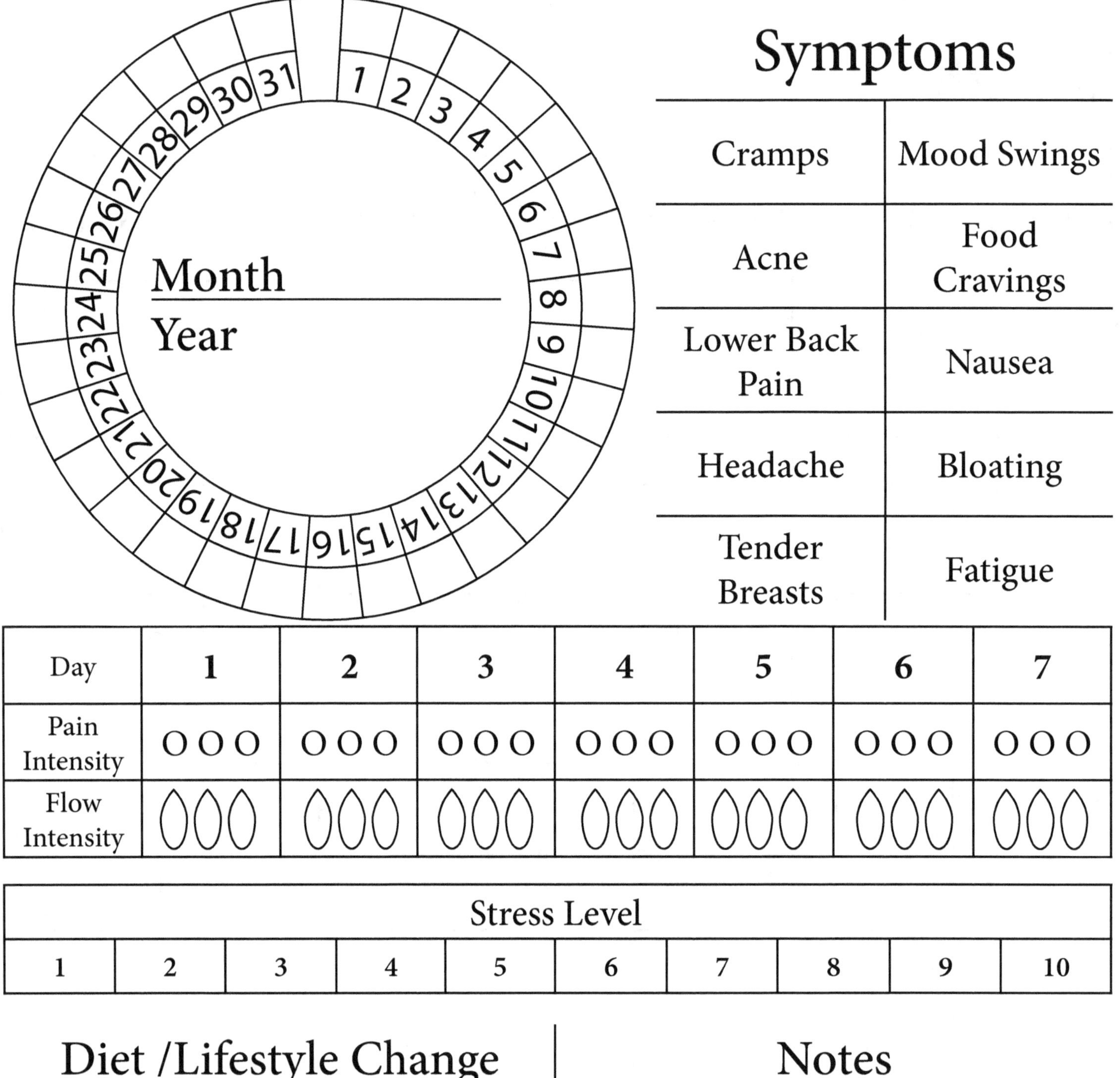

Symptoms

Cramps	Mood Swings
Acne	Food Cravings
Lower Back Pain	Nausea
Headache	Bloating
Tender Breasts	Fatigue

Day	1	2	3	4	5	6	7
Pain Intensity	O O O	O O O	O O O	O O O	O O O	O O O	O O O
Flow Intensity							

Stress Level

1	2	3	4	5	6	7	8	9	10

Diet /Lifestyle Change

Notes

Month ______

Year

Period Tracker

Month

Monday	Tuesday	Wednesday	Thursday	Friday	Saturday	Sunday

Period Arrived On		Period Ended On	

Period is...

early	on time	late

Period Tracker

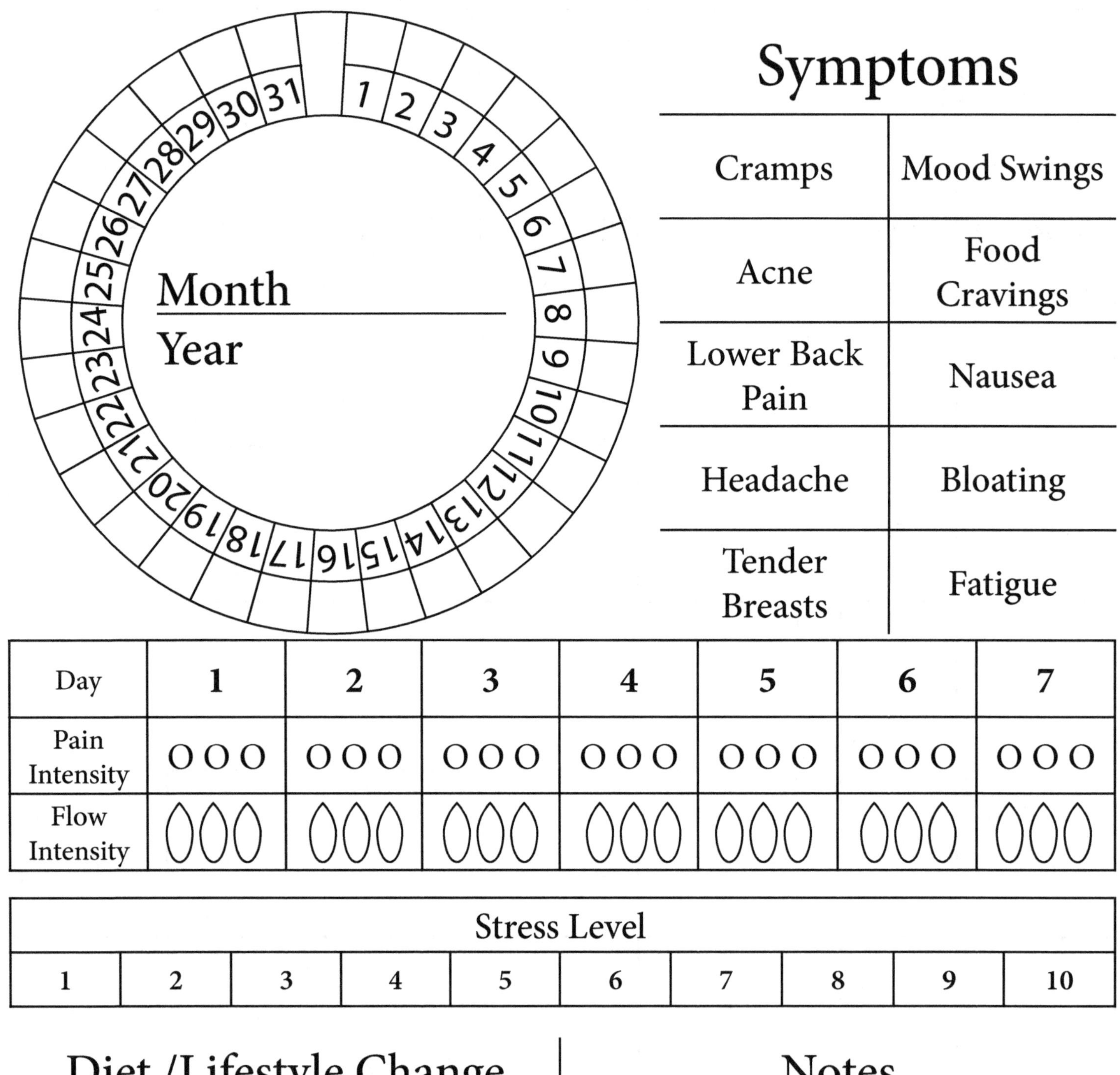

Symptoms

Cramps	Mood Swings
Acne	Food Cravings
Lower Back Pain	Nausea
Headache	Bloating
Tender Breasts	Fatigue

Day	1	2	3	4	5	6	7
Pain Intensity	O O O	O O O	O O O	O O O	O O O	O O O	O O O
Flow Intensity	◊◊◊	◊◊◊	◊◊◊	◊◊◊	◊◊◊	◊◊◊	◊◊◊

Stress Level									
1	2	3	4	5	6	7	8	9	10

Diet /Lifestyle Change

Notes

Period Tracker

<table>
<tr><td colspan="7">Month</td></tr>
<tr><td>Monday</td><td>Tuesday</td><td>Wednesday</td><td>Thursday</td><td>Friday</td><td>Saturday</td><td>Sunday</td></tr>
<tr><td></td><td></td><td></td><td></td><td></td><td></td><td></td></tr>
<tr><td></td><td></td><td></td><td></td><td></td><td></td><td></td></tr>
<tr><td></td><td></td><td></td><td></td><td></td><td></td><td></td></tr>
<tr><td></td><td></td><td></td><td></td><td></td><td></td><td></td></tr>
<tr><td></td><td></td><td></td><td></td><td></td><td></td><td></td></tr>
</table>

Period Arrived On		Period Ended On	

Period is...

early	on time	late

Period Tracker

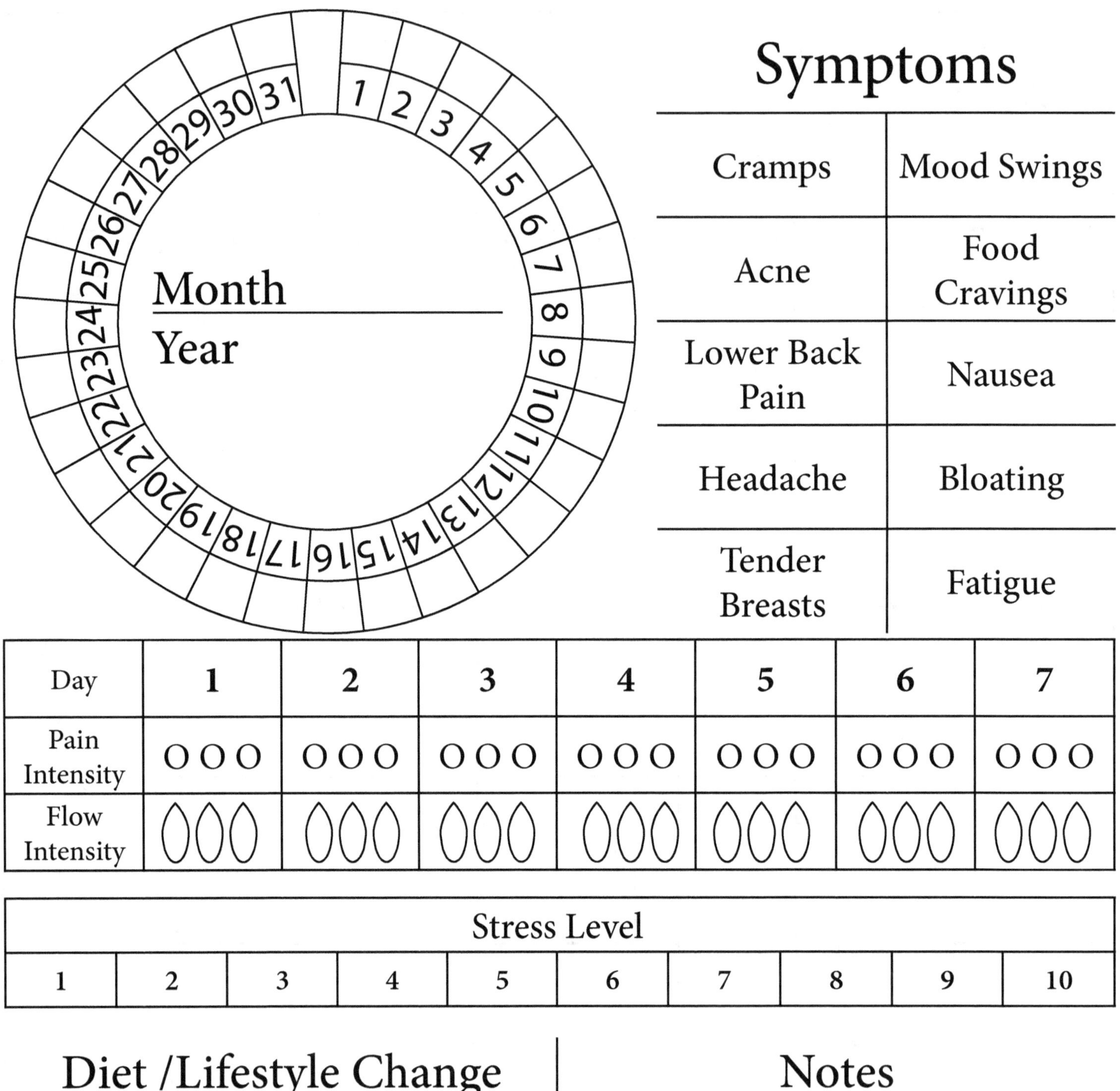

Day	1	2	3	4	5	6	7
Pain Intensity	O O O	O O O	O O O	O O O	O O O	O O O	O O O
Flow Intensity	◊◊◊	◊◊◊	◊◊◊	◊◊◊	◊◊◊	◊◊◊	◊◊◊

Stress Level									
1	2	3	4	5	6	7	8	9	10

Diet /Lifestyle Change

Notes

Period Tracker

Month

Monday	Tuesday	Wednesday	Thursday	Friday	Saturday	Sunday

Period Arrived On		Period Ended On	

Period is...

early	on time	late

Period Tracker

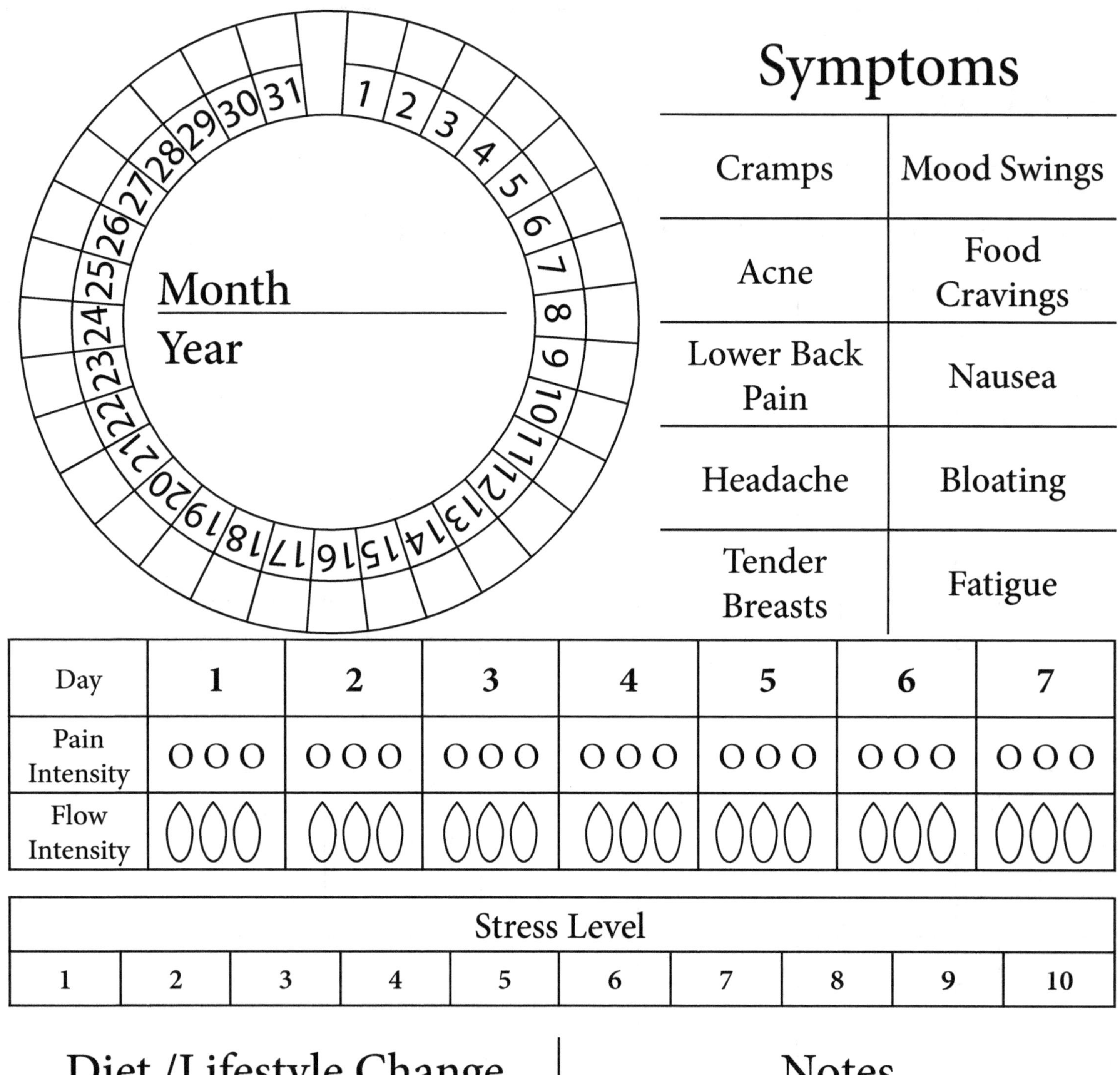

Day	1	2	3	4	5	6	7
Pain Intensity	O O O	O O O	O O O	O O O	O O O	O O O	O O O
Flow Intensity	O O O	O O O	O O O	O O O	O O O	O O O	O O O

				Stress Level					
1	2	3	4	5	6	7	8	9	10

Diet /Lifestyle Change | Notes

Period Tracker

Monday	Tuesday	Wednesday	Thursday	Friday	Saturday	Sunday

Month

| Period Arrived On | | Period Ended On | |

Period is...

| early | on time | late |

Period Tracker

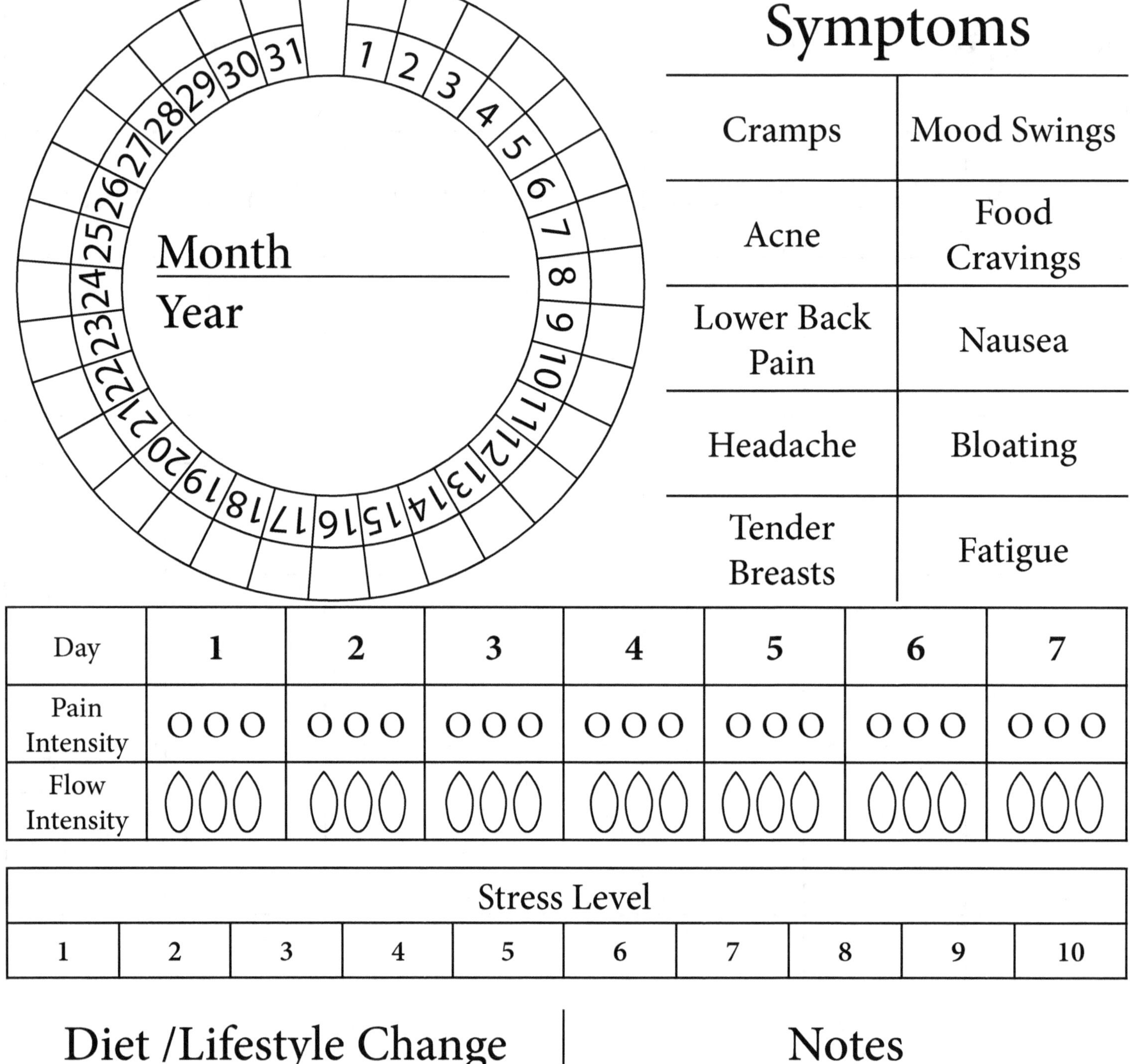

Diet /Lifestyle Change

Notes

Period Tracker

Month

Monday	Tuesday	Wednesday	Thursday	Friday	Saturday	Sunday

Period Arrived On		Period Ended On	

Period is...

early	on time	late

Period Tracker

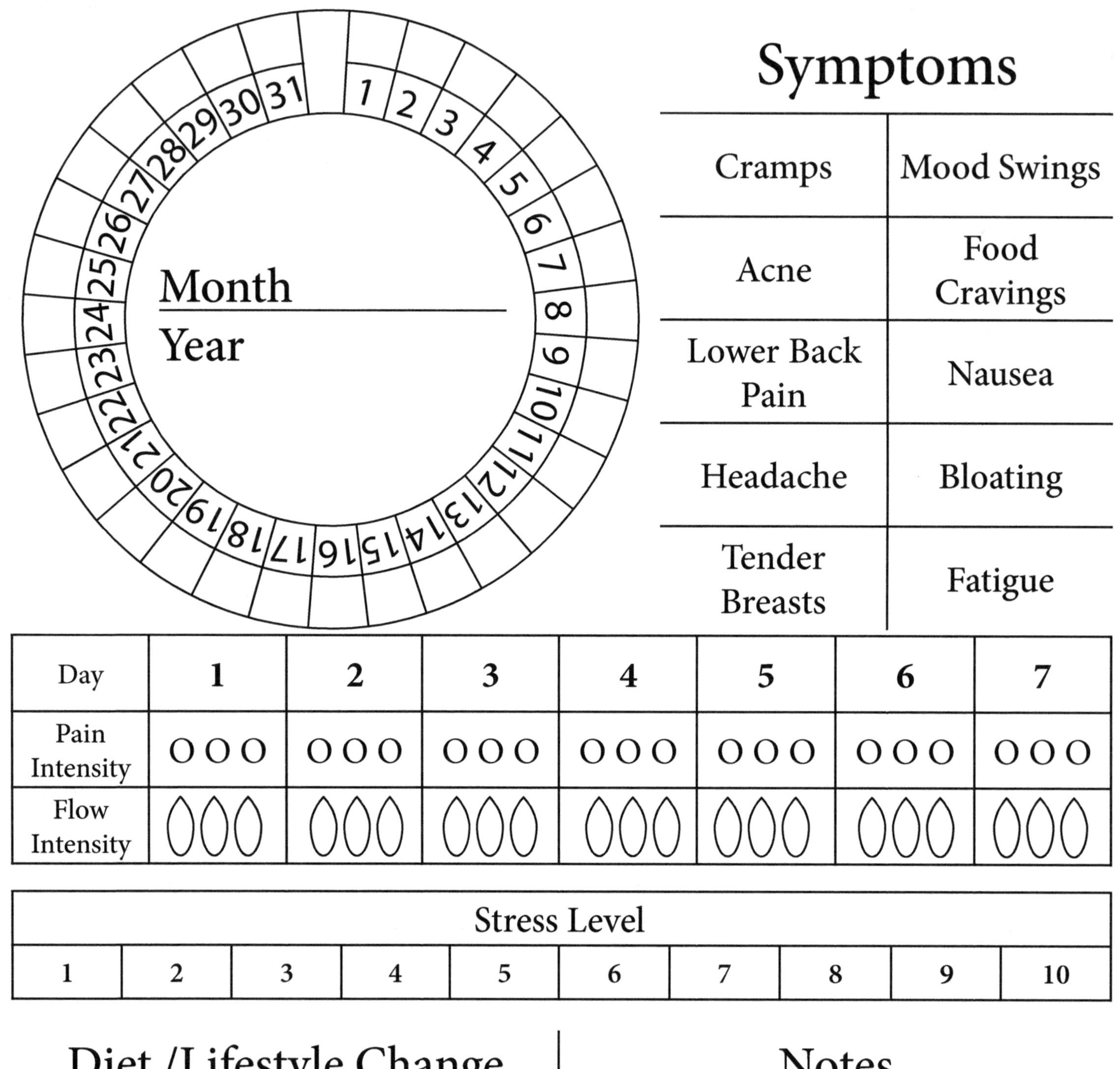

Period Tracker

Month

Monday	Tuesday	Wednesday	Thursday	Friday	Saturday	Sunday

Period Arrived On		Period Ended On	

Period is...

early	on time	late

Period Tracker

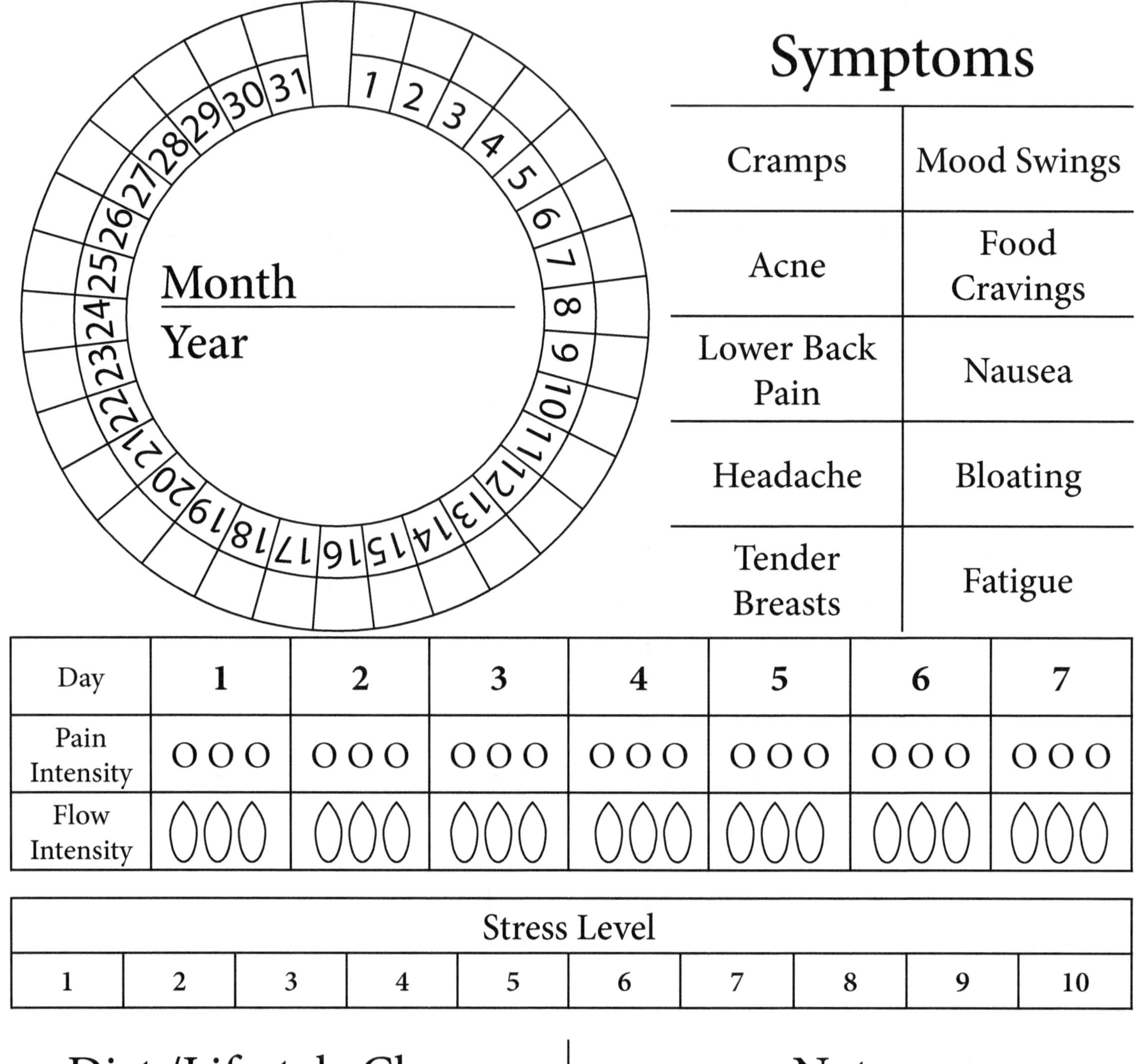

Period Tracker

Month						
Monday	Tuesday	Wednesday	Thursday	Friday	Saturday	Sunday

Period Arrived On		Period Ended On	

Period is...

early	on time	late

Period Tracker

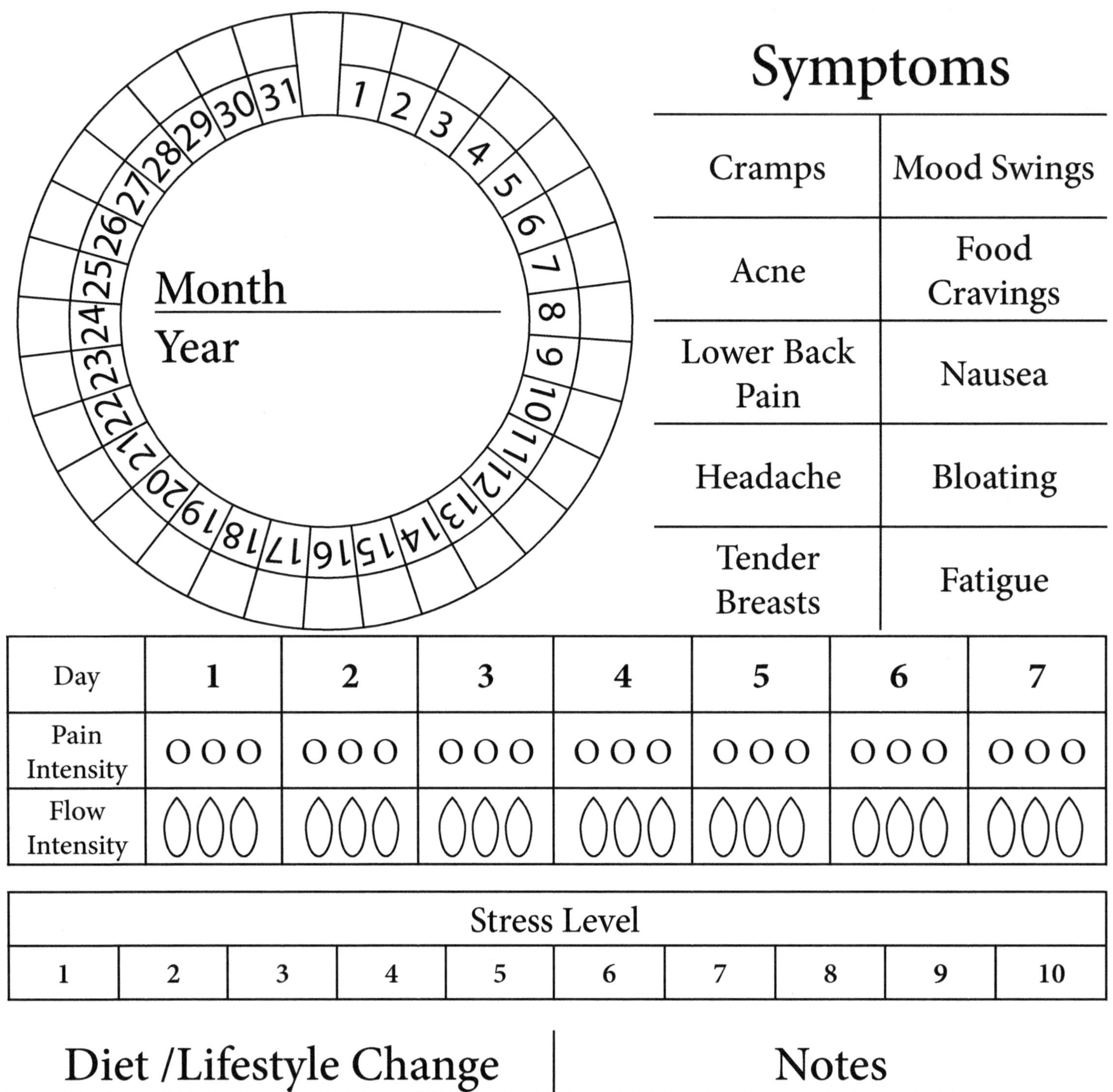

Day	1	2	3	4	5	6	7
Pain Intensity	o o o	o o o	o o o	o o o	o o o	o o o	o o o
Flow Intensity	◊◊◊	◊◊◊	◊◊◊	◊◊◊	◊◊◊	◊◊◊	◊◊◊

Stress Level									
1	2	3	4	5	6	7	8	9	10

Diet /Lifestyle Change

Notes

Period Tracker

Month

Monday	Tuesday	Wednesday	Thursday	Friday	Saturday	Sunday

Period Arrived On		Period Ended On	

Period is...

early	on time	late

Period Tracker

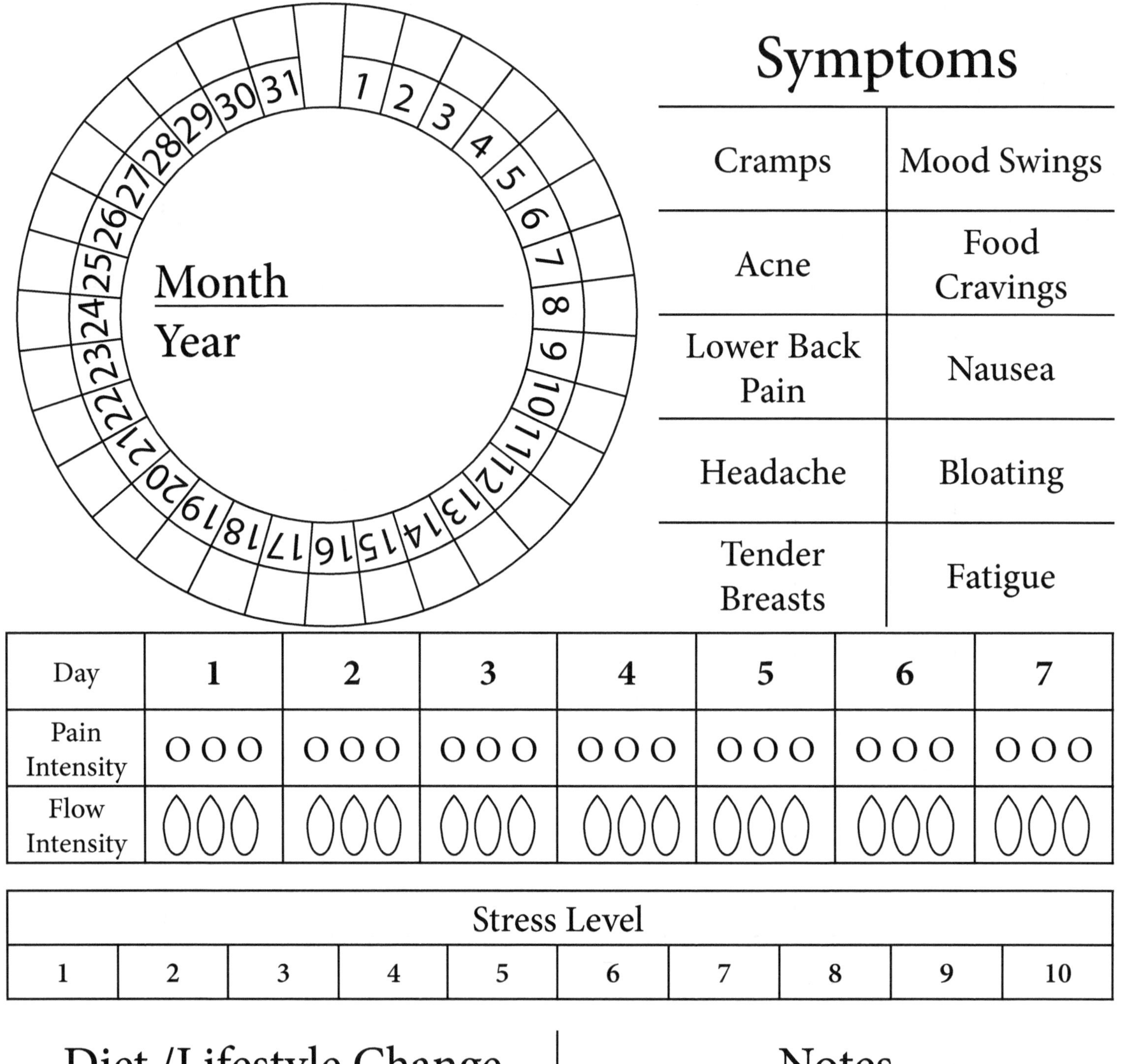

Symptoms

Cramps	Mood Swings
Acne	Food Cravings
Lower Back Pain	Nausea
Headache	Bloating
Tender Breasts	Fatigue

Day	1	2	3	4	5	6	7
Pain Intensity	O O O	O O O	O O O	O O O	O O O	O O O	O O O
Flow Intensity							

Stress Level

1	2	3	4	5	6	7	8	9	10

Diet /Lifestyle Change | Notes

Period Tracker

Month

Monday	Tuesday	Wednesday	Thursday	Friday	Saturday	Sunday

Period Arrived On		Period Ended On	

Period is...

early	on time	late

Period Tracker

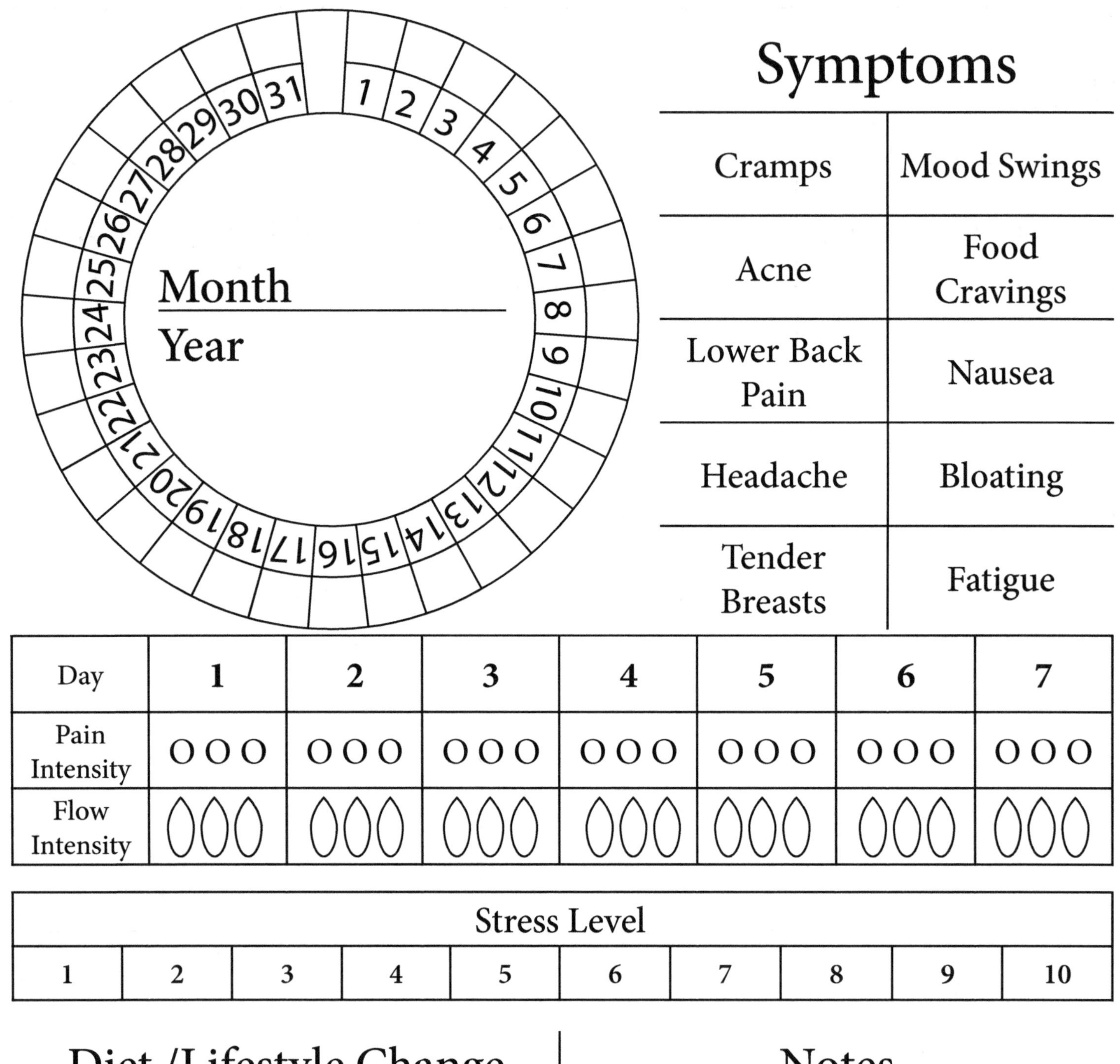

Diet /Lifestyle Change | Notes

Period Tracker

Month						
Monday	Tuesday	Wednesday	Thursday	Friday	Saturday	Sunday

Period Arrived On		Period Ended On	

Period is...

early	on time	late

Period Tracker

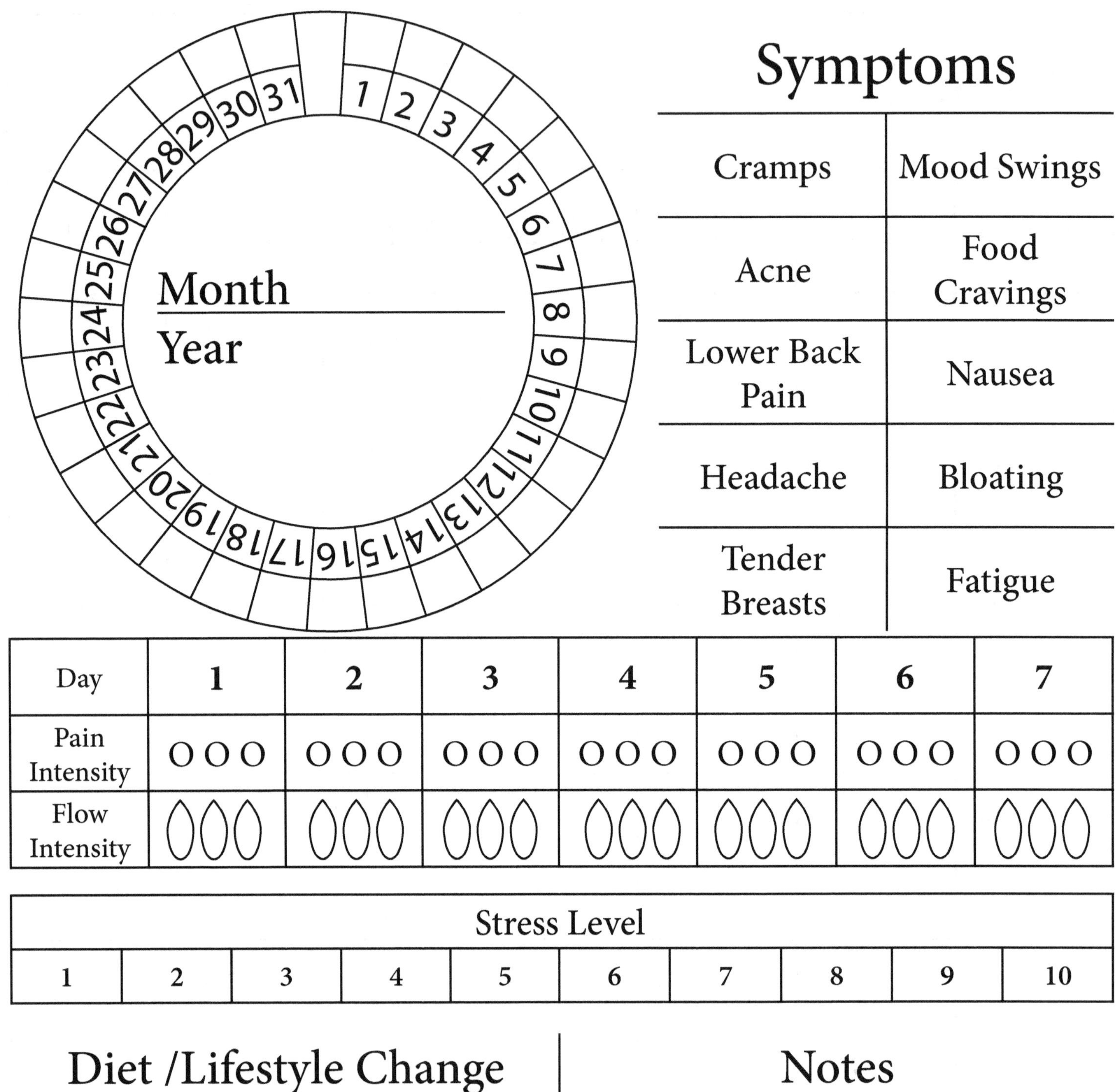

Day	1	2	3	4	5	6	7
Pain Intensity	o o o	o o o	o o o	o o o	o o o	o o o	o o o
Flow Intensity	000	000	000	000	000	000	000

Stress Level									
1	2	3	4	5	6	7	8	9	10

Diet /Lifestyle Change

Notes

Period Tracker

Month						
Monday	Tuesday	Wednesday	Thursday	Friday	Saturday	Sunday

Period Arrived On		Period Ended On	

Period is...

early	on time	late

Period Tracker

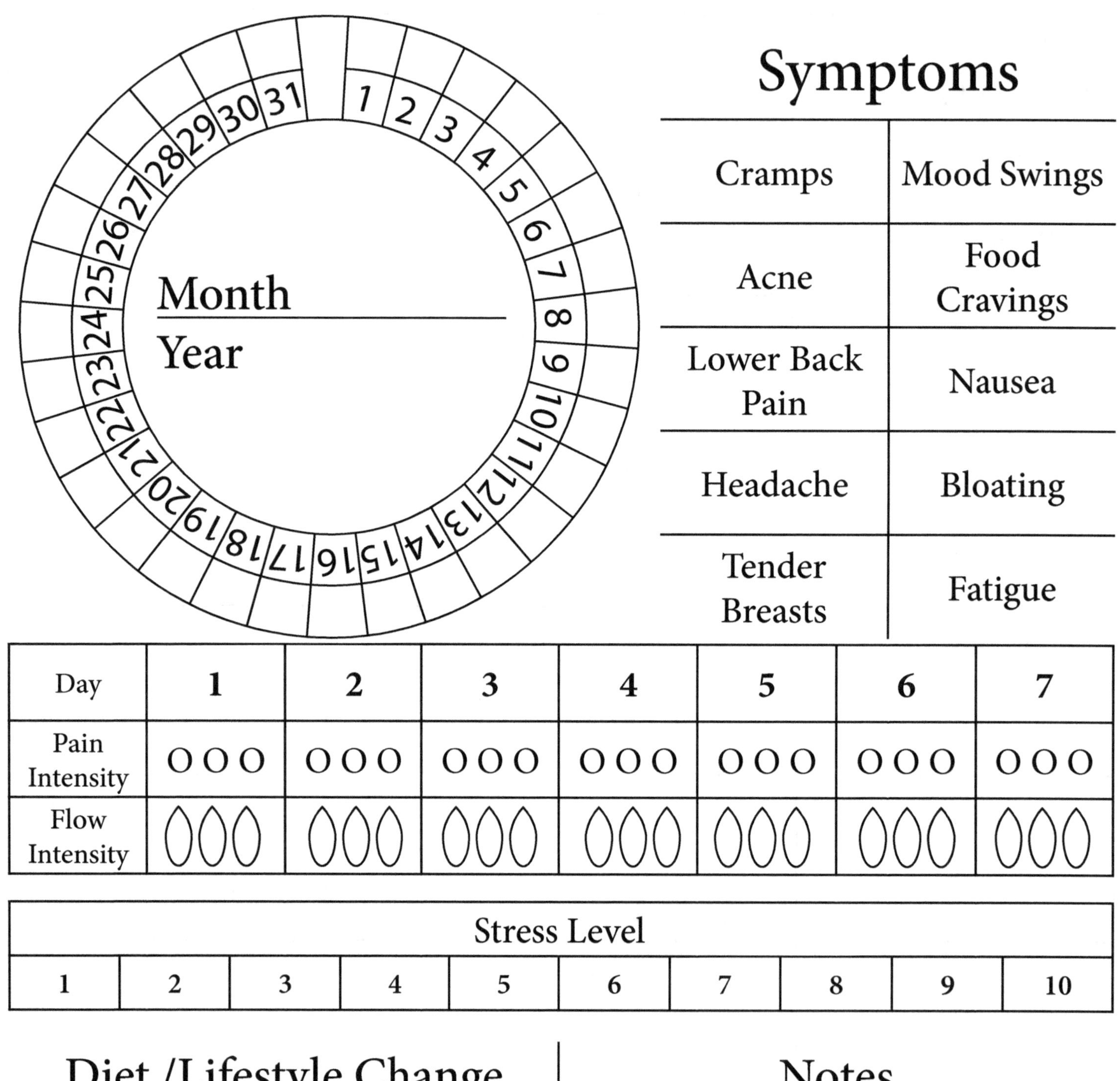

Diet /Lifestyle Change | Notes

Period Tracker

Month

Monday	Tuesday	Wednesday	Thursday	Friday	Saturday	Sunday

Period Arrived On		Period Ended On	

Period is...

early	on time	late

Period Tracker

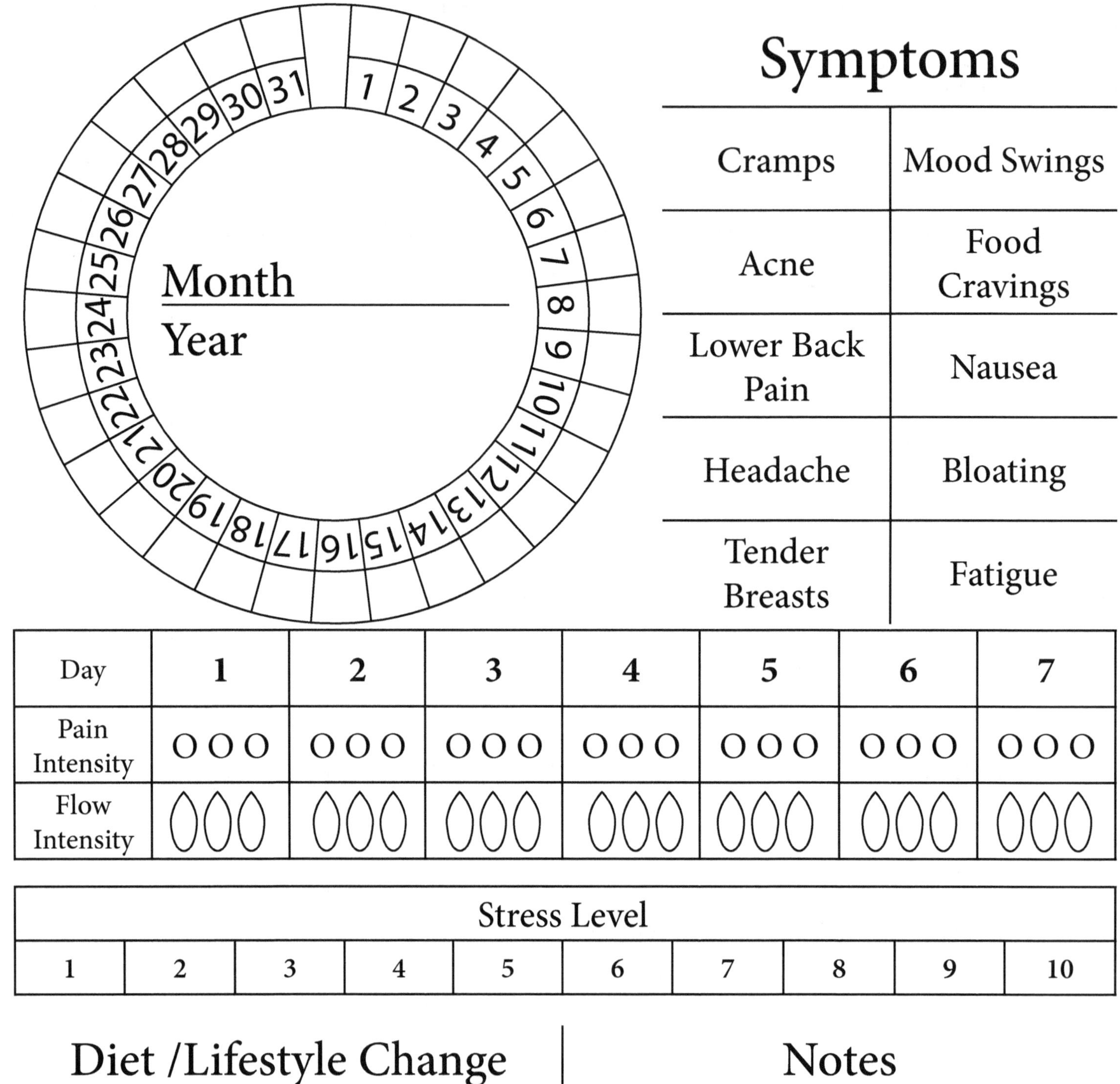

Day	1	2	3	4	5	6	7
Pain Intensity	O O O	O O O	O O O	O O O	O O O	O O O	O O O
Flow Intensity	◊◊◊	◊◊◊	◊◊◊	◊◊◊	◊◊◊	◊◊◊	◊◊◊

Stress Level									
1	2	3	4	5	6	7	8	9	10

Diet /Lifestyle Change

Notes

Period Tracker

Month

Monday	Tuesday	Wednesday	Thursday	Friday	Saturday	Sunday

Period Arrived On		Period Ended On	

Period is...

early	on time	late

Period Tracker

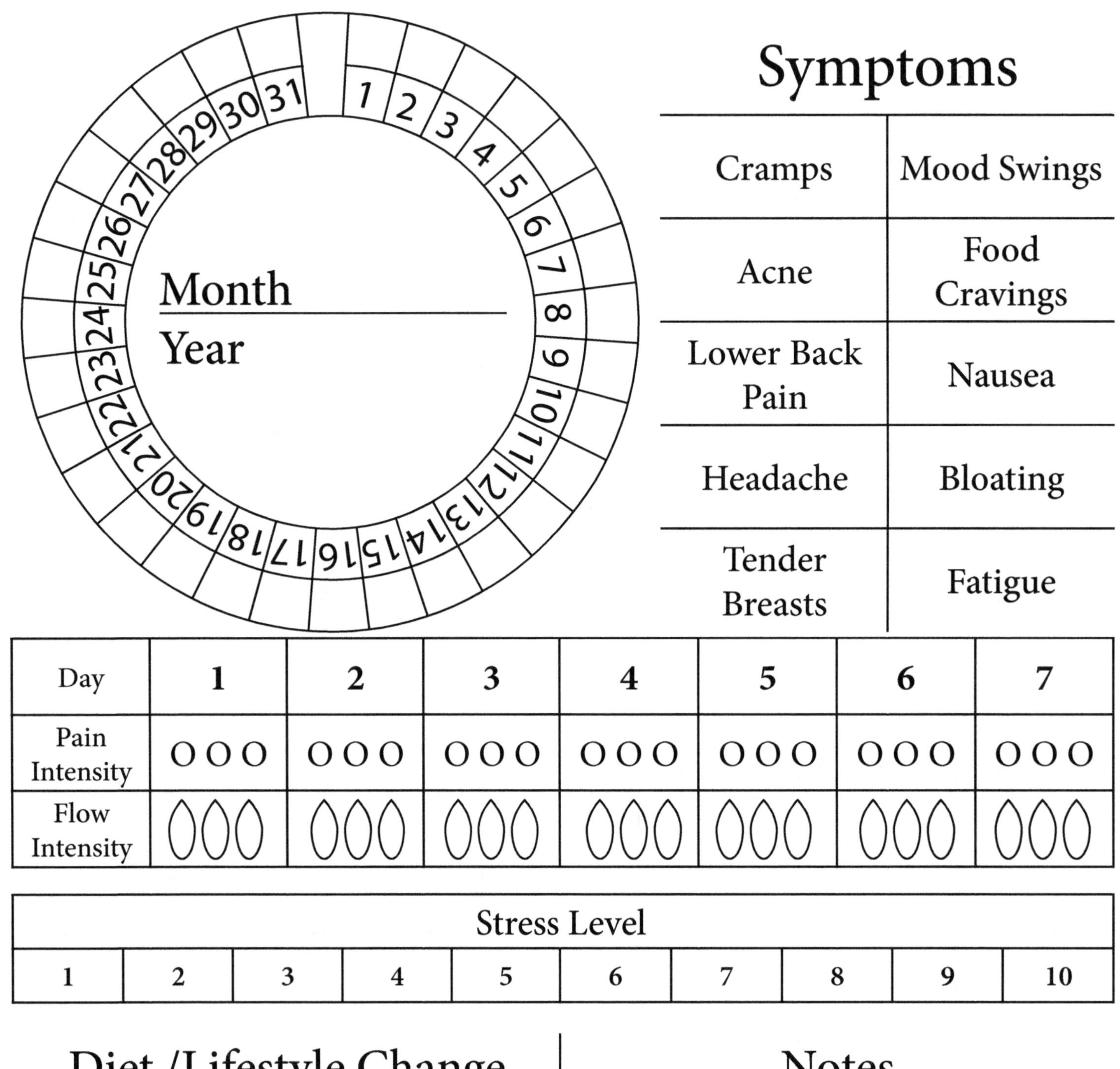

Symptoms

Cramps	Mood Swings
Acne	Food Cravings
Lower Back Pain	Nausea
Headache	Bloating
Tender Breasts	Fatigue

Day	1	2	3	4	5	6	7
Pain Intensity	O O O	O O O	O O O	O O O	O O O	O O O	O O O
Flow Intensity	◊◊◊	◊◊◊	◊◊◊	◊◊◊	◊◊◊	◊◊◊	◊◊◊

Stress Level									
1	2	3	4	5	6	7	8	9	10

Diet /Lifestyle Change	Notes

Period Tracker

Month

Monday	Tuesday	Wednesday	Thursday	Friday	Saturday	Sunday

Period Arrived On		Period Ended On	

Period is...

early	on time	late

Period Tracker

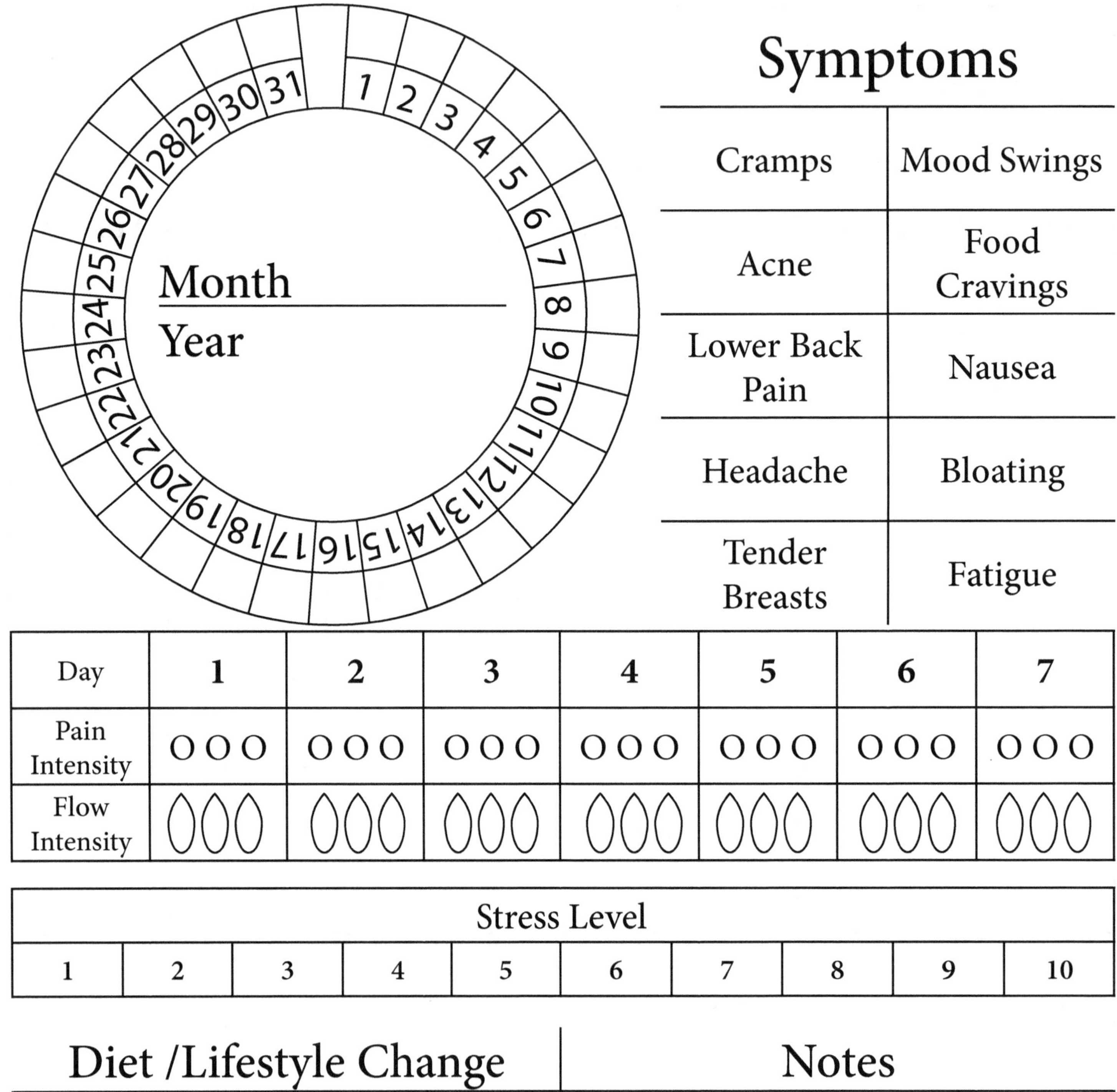

Symptoms

Cramps	Mood Swings
Acne	Food Cravings
Lower Back Pain	Nausea
Headache	Bloating
Tender Breasts	Fatigue

Day	1	2	3	4	5	6	7
Pain Intensity	ooo	ooo	ooo	ooo	ooo	ooo	ooo
Flow Intensity	000	000	000	000	000	000	000

Stress Level

1	2	3	4	5	6	7	8	9	10

Diet /Lifestyle Change

Notes

Period Tracker

Month

Monday	Tuesday	Wednesday	Thursday	Friday	Saturday	Sunday

Period Arrived On		Period Ended On	

Period is...

early	on time	late

Period Tracker

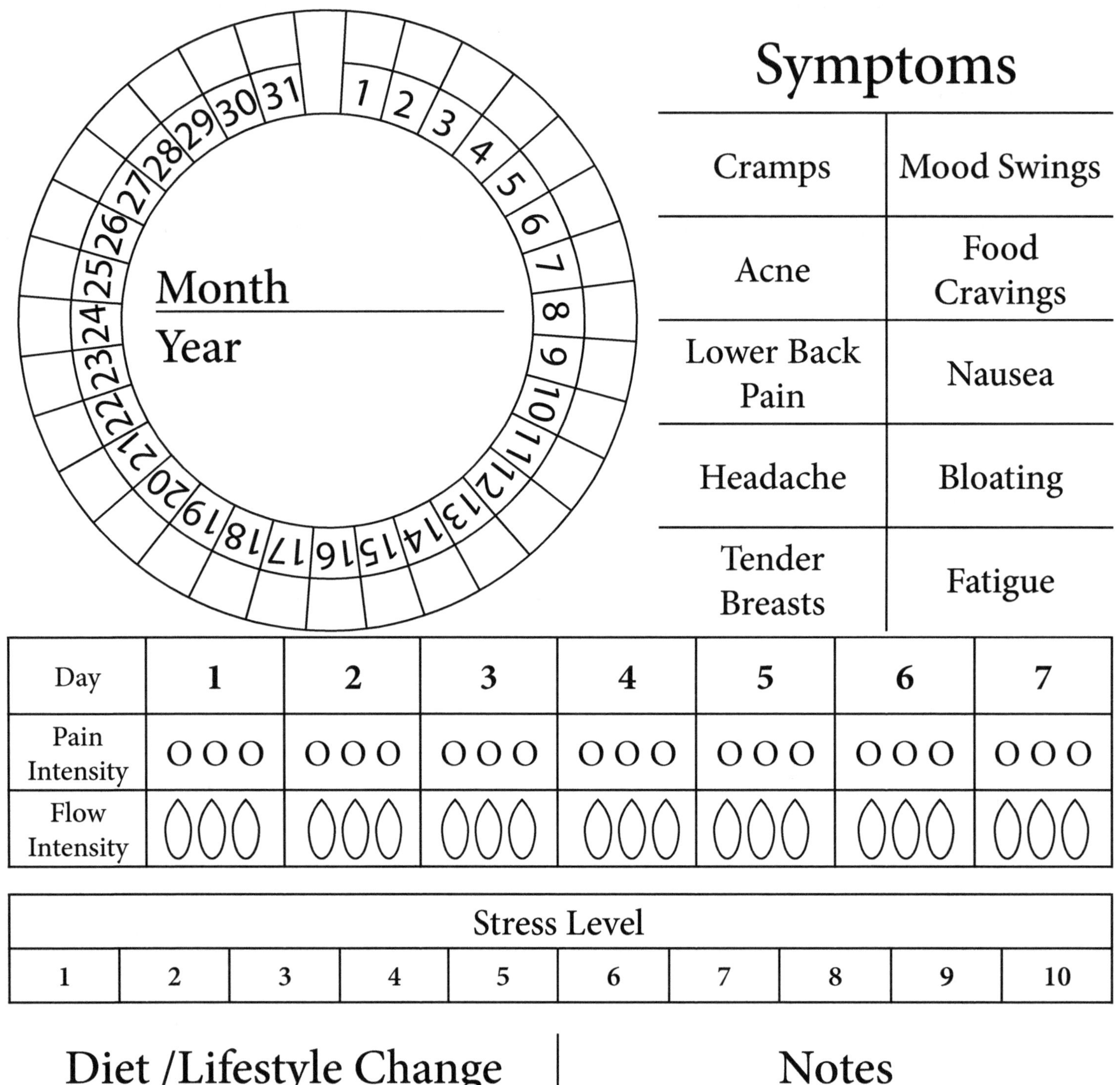

Day	1	2	3	4	5	6	7
Pain Intensity	O O O	O O O	O O O	O O O	O O O	O O O	O O O
Flow Intensity	◊◊◊	◊◊◊	◊◊◊	◊◊◊	◊◊◊	◊◊◊	◊◊◊

Stress Level									
1	2	3	4	5	6	7	8	9	10

Diet /Lifestyle Change	Notes

Period Tracker

Month

Monday	Tuesday	Wednesday	Thursday	Friday	Saturday	Sunday

Period Arrived On		Period Ended On	

Period is...

early	on time	late

Period Tracker

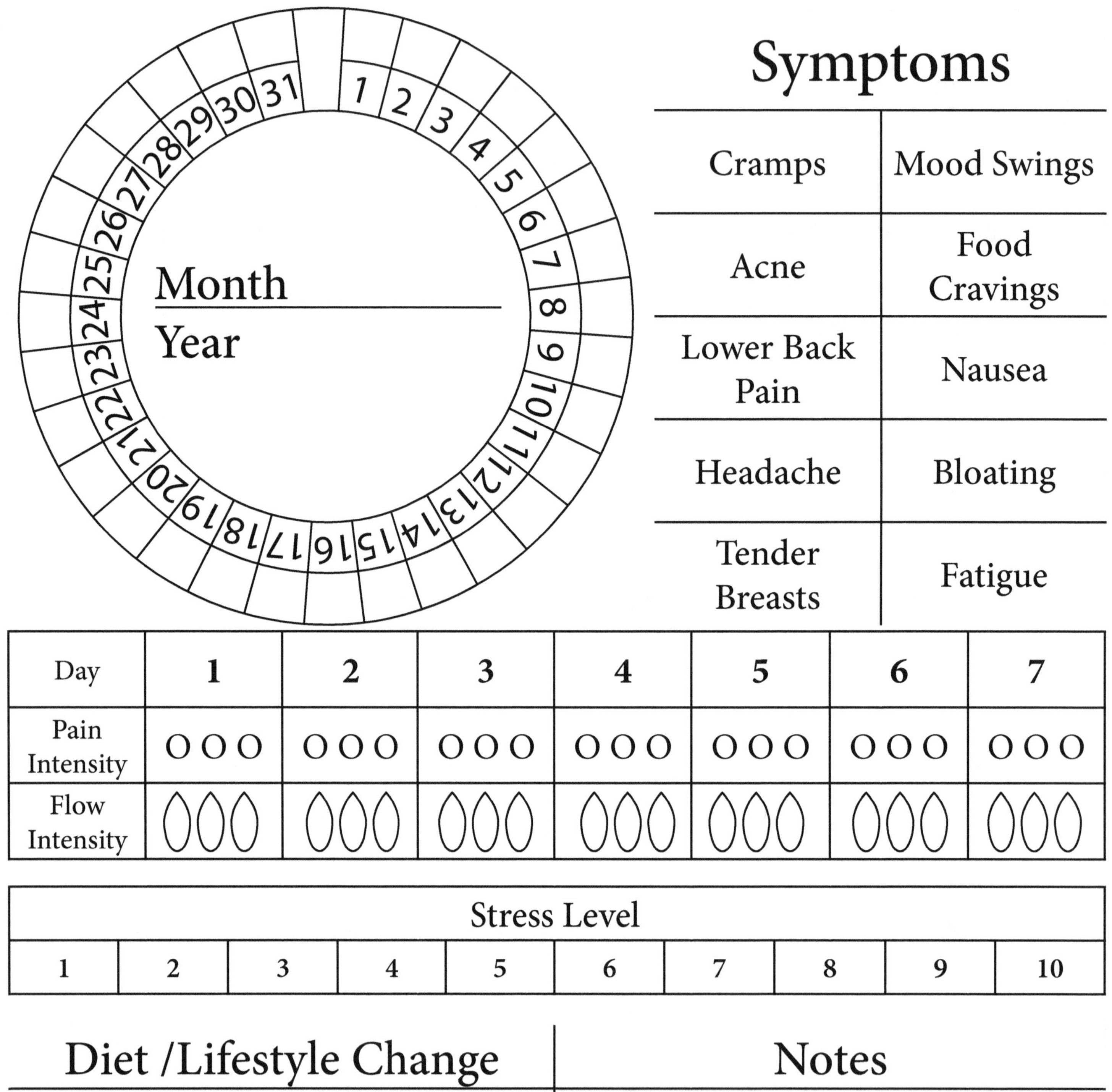

Symptoms

Cramps	Mood Swings
Acne	Food Cravings
Lower Back Pain	Nausea
Headache	Bloating
Tender Breasts	Fatigue

Day	1	2	3	4	5	6	7
Pain Intensity	O O O	O O O	O O O	O O O	O O O	O O O	O O O
Flow Intensity	🝪🝪🝪	🝪🝪🝪	🝪🝪🝪	🝪🝪🝪	🝪🝪🝪	🝪🝪🝪	🝪🝪🝪

Stress Level

1	2	3	4	5	6	7	8	9	10

Diet /Lifestyle Change

Notes

Period Tracker

Month

Monday	Tuesday	Wednesday	Thursday	Friday	Saturday	Sunday

Period Arrived On		Period Ended On	

Period is...

early	on time	late

Period Tracker

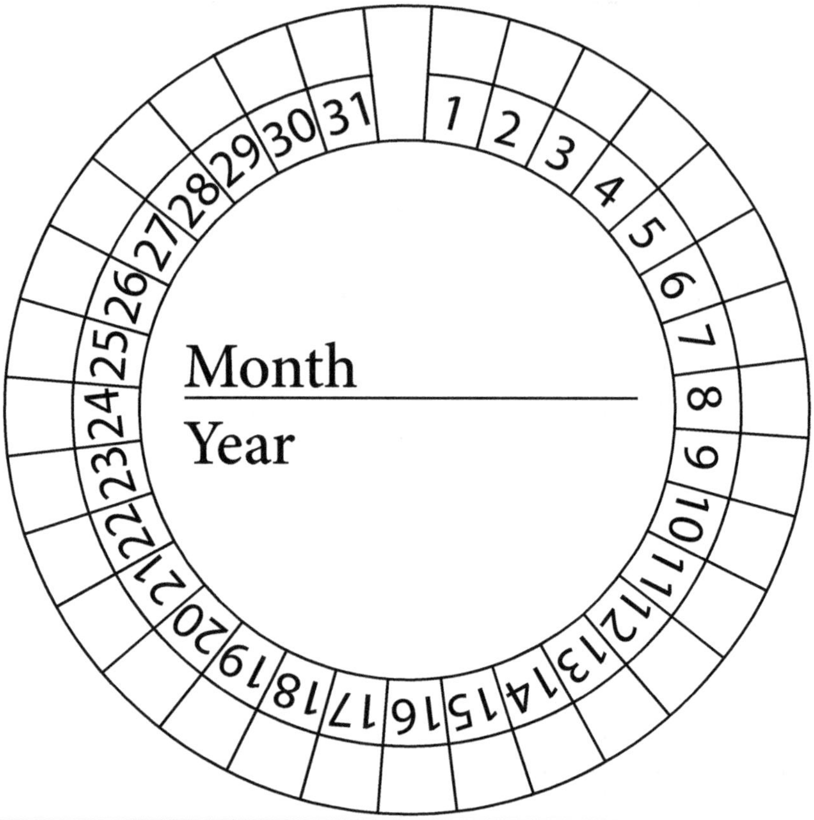

Month _______________

Year

Symptoms

Cramps	Mood Swings
Acne	Food Cravings
Lower Back Pain	Nausea
Headache	Bloating
Tender Breasts	Fatigue

Day	1	2	3	4	5	6	7
Pain Intensity	O O O	O O O	O O O	O O O	O O O	O O O	O O O
Flow Intensity	ооо	ооо	ооо	ооо	ооо	ооо	ооо

Stress Level									
1	2	3	4	5	6	7	8	9	10

Diet /Lifestyle Change

Notes

Period Tracker

Month

Monday	Tuesday	Wednesday	Thursday	Friday	Saturday	Sunday

Period Arrived On		Period Ended On	

Period is...

early	on time	late

Period Tracker

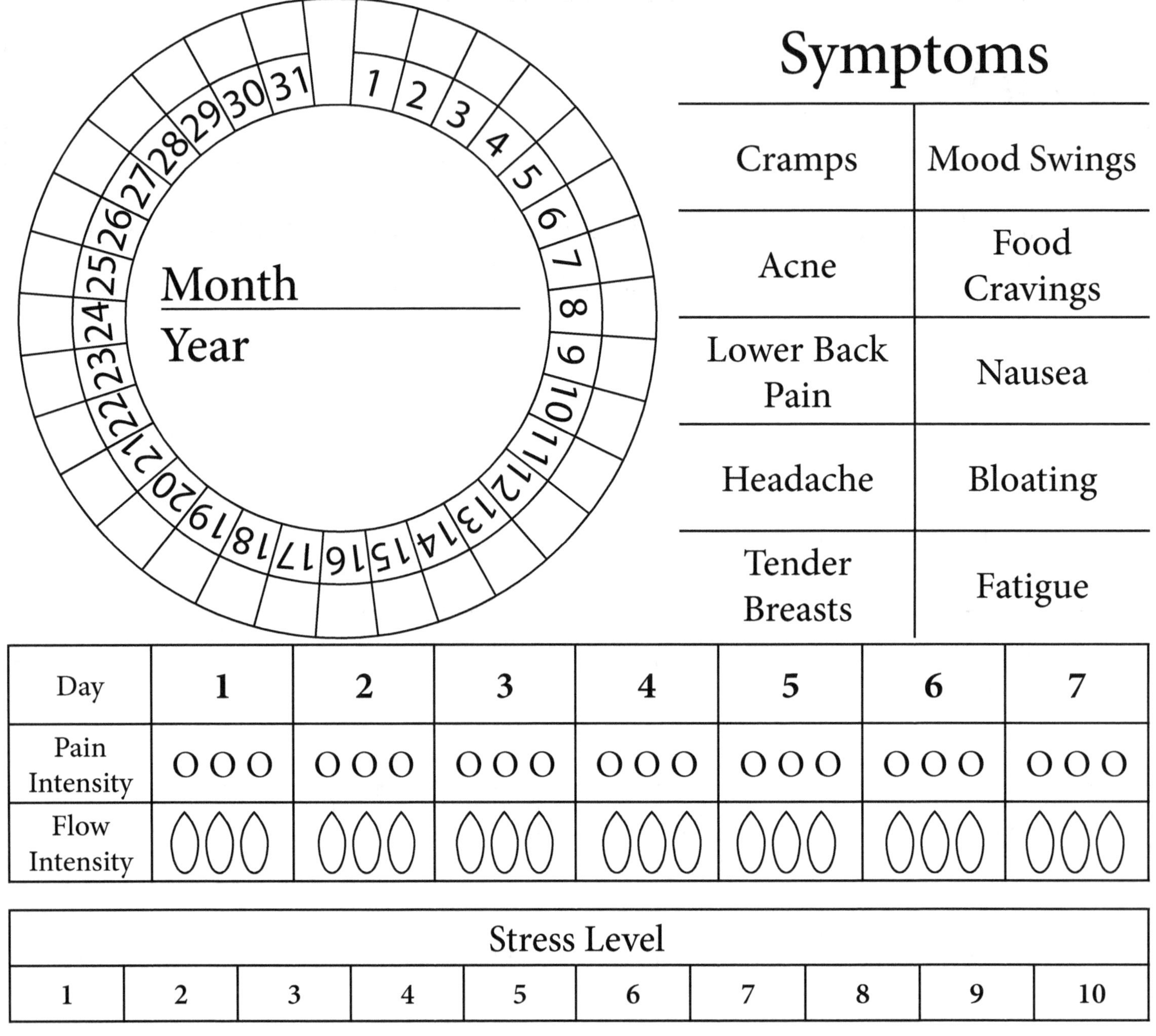

Symptoms

Cramps	Mood Swings
Acne	Food Cravings
Lower Back Pain	Nausea
Headache	Bloating
Tender Breasts	Fatigue

Day	1	2	3	4	5	6	7
Pain Intensity	O O O	O O O	O O O	O O O	O O O	O O O	O O O
Flow Intensity	◊◊◊	◊◊◊	◊◊◊	◊◊◊	◊◊◊	◊◊◊	◊◊◊

Stress Level

1	2	3	4	5	6	7	8	9	10

Diet /Lifestyle Change

Notes

Period Tracker

Month

Monday	Tuesday	Wednesday	Thursday	Friday	Saturday	Sunday

Period Arrived On		Period Ended On	

Period is...

early	on time	late

Period Tracker

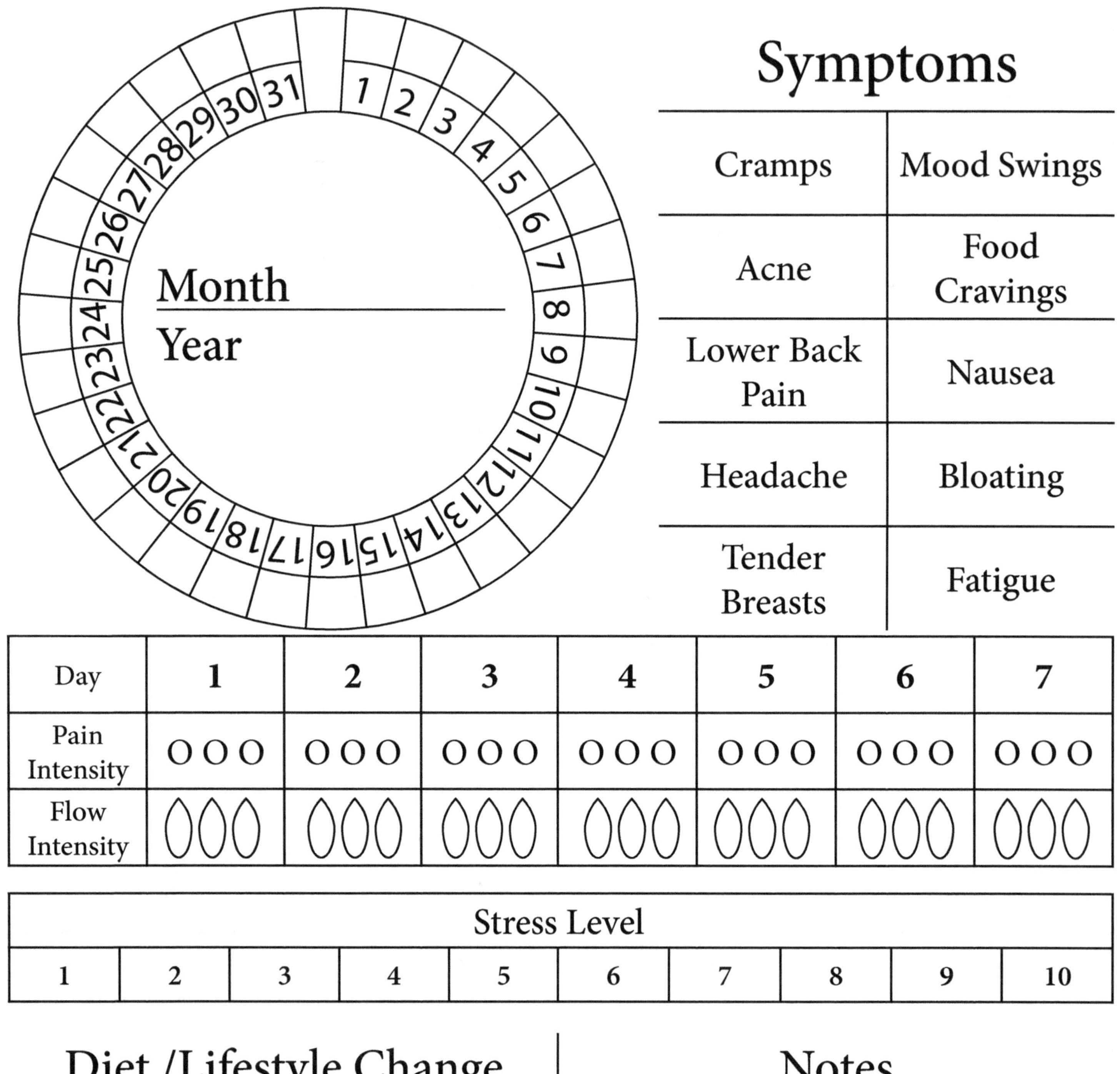

Day	1	2	3	4	5	6	7
Pain Intensity	OOO	OOO	OOO	OOO	OOO	OOO	OOO
Flow Intensity	◊◊◊	◊◊◊	◊◊◊	◊◊◊	◊◊◊	◊◊◊	◊◊◊

Stress Level									
1	2	3	4	5	6	7	8	9	10

Diet /Lifestyle Change

Notes

Period Tracker

Month

Monday	Tuesday	Wednesday	Thursday	Friday	Saturday	Sunday

Period Arrived On		Period Ended On	

Period is...

early	on time	late

Period Tracker

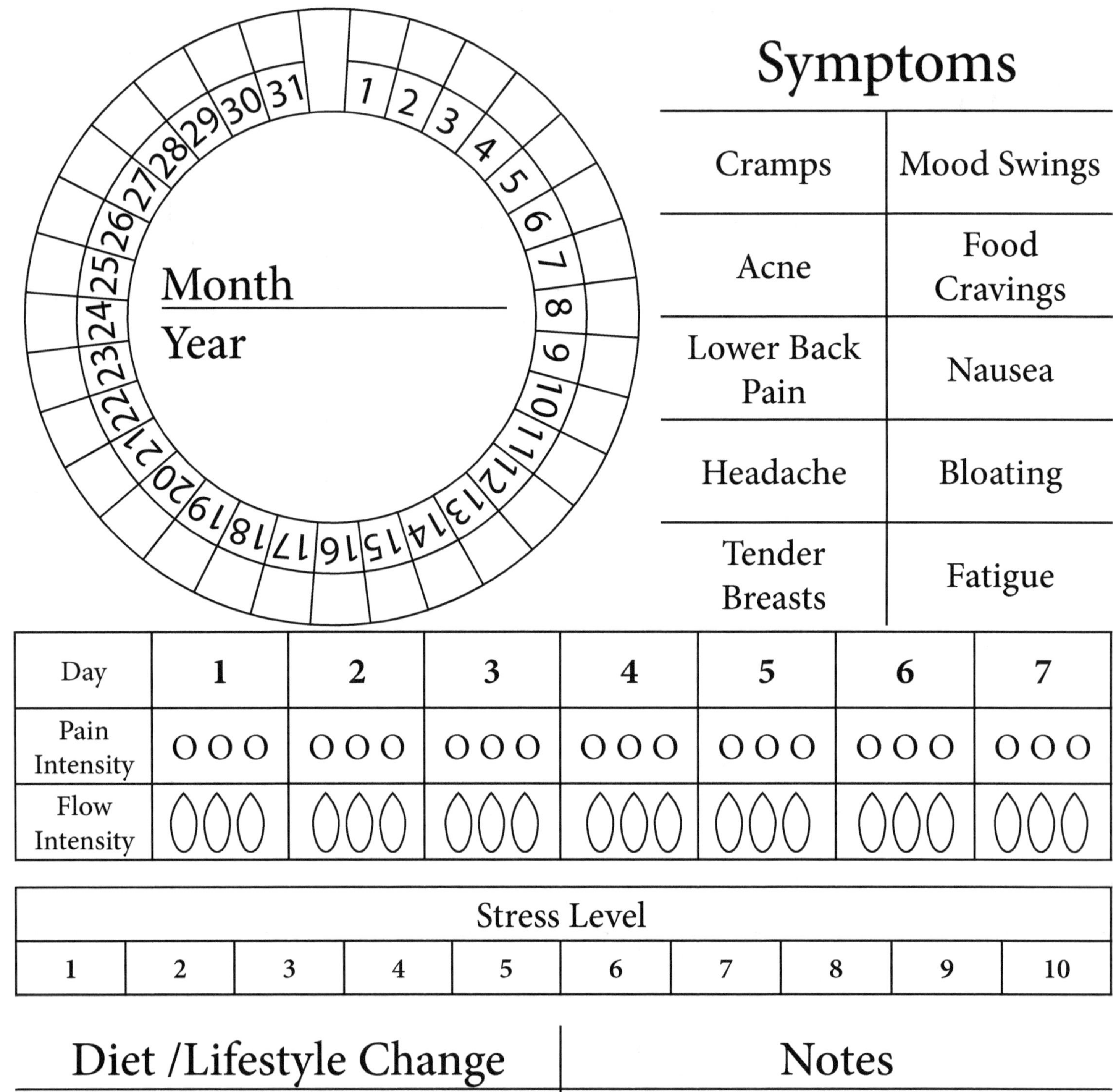

Diet /Lifestyle Change

Notes

Period Tracker

Month

Monday	Tuesday	Wednesday	Thursday	Friday	Saturday	Sunday

Period Arrived On		Period Ended On	

Period is...

early	on time	late

Period Tracker

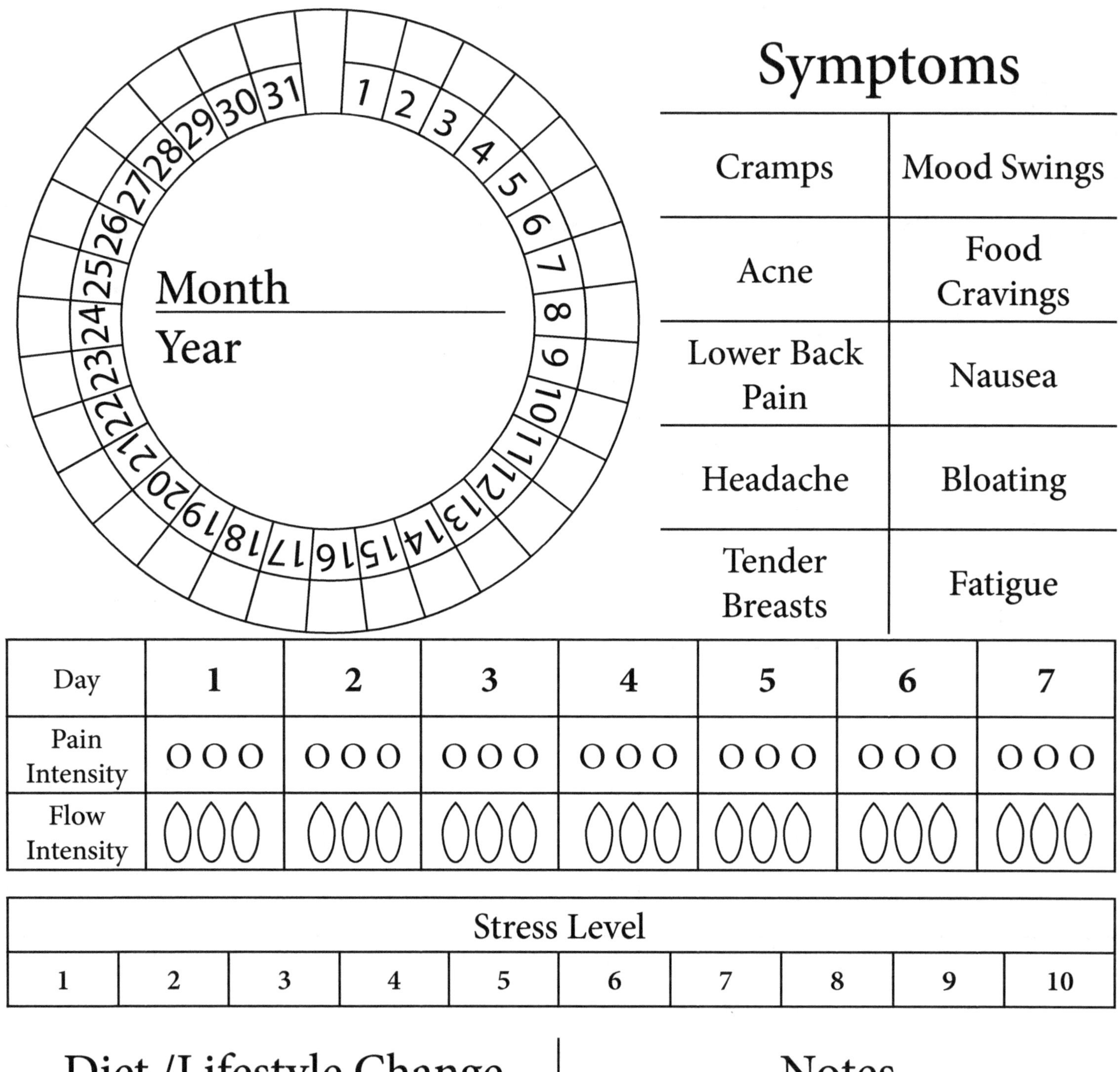

Period Tracker

Month

Monday	Tuesday	Wednesday	Thursday	Friday	Saturday	Sunday

Period Arrived On		Period Ended On	

Period is...

early	on time	late

Period Tracker

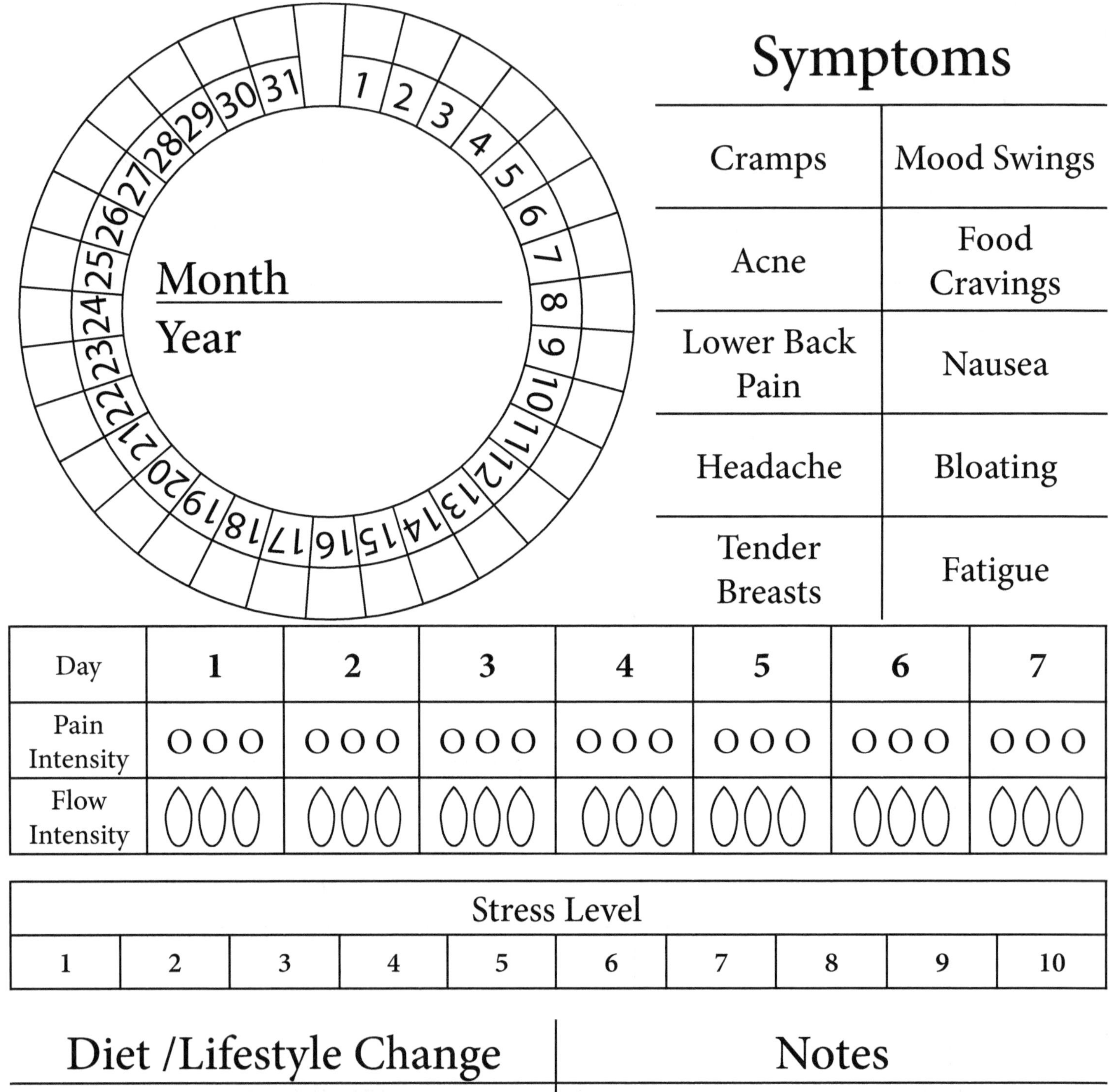

Period Tracker

Month						
Monday	Tuesday	Wednesday	Thursday	Friday	Saturday	Sunday

Period Arrived On		Period Ended On	

Period is...

early	on time	late

Period Tracker

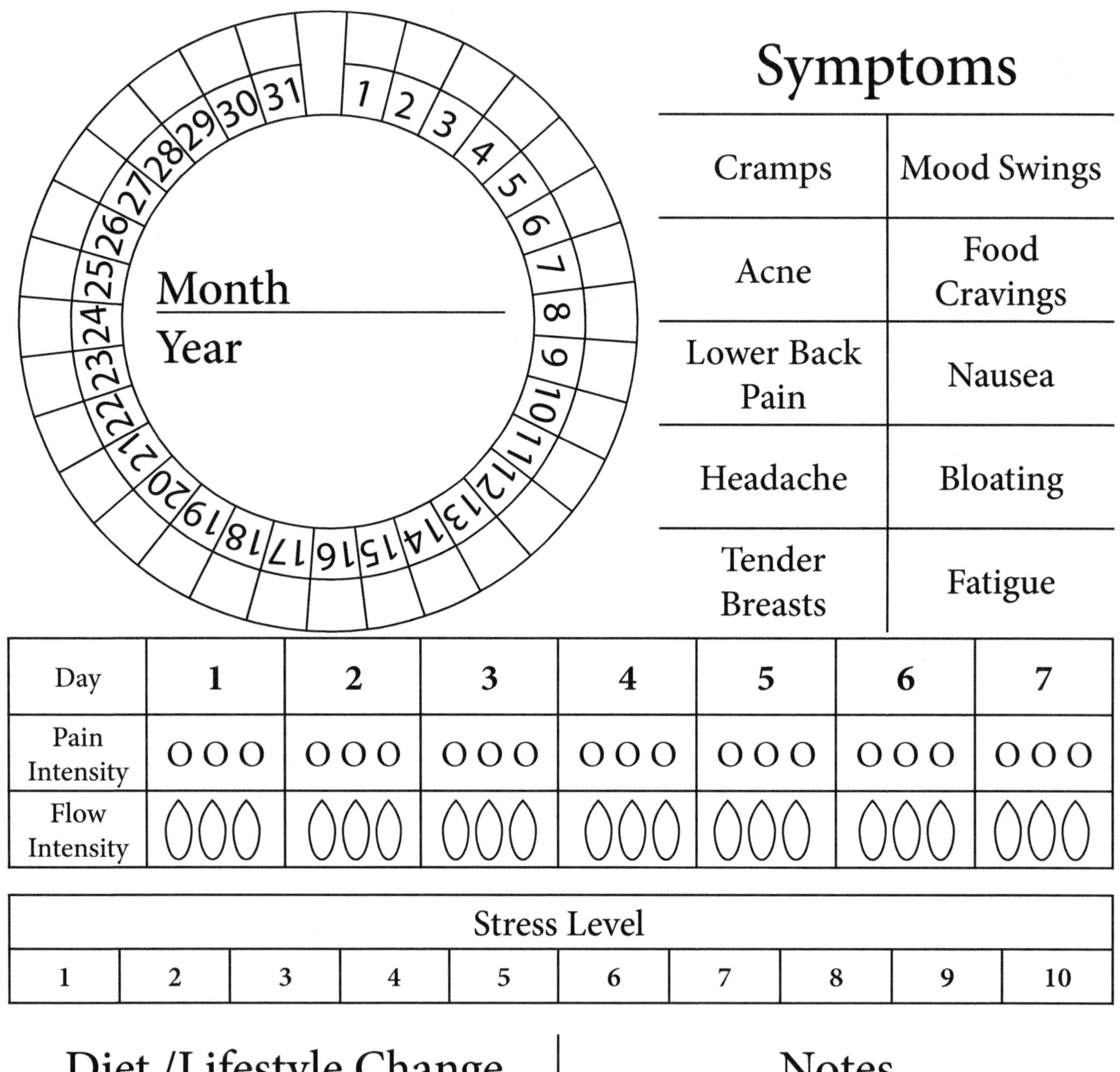

Symptoms

Cramps	Mood Swings
Acne	Food Cravings
Lower Back Pain	Nausea
Headache	Bloating
Tender Breasts	Fatigue

Day	1	2	3	4	5	6	7
Pain Intensity	O O O	O O O	O O O	O O O	O O O	O O O	O O O
Flow Intensity	〇〇〇	〇〇〇	〇〇〇	〇〇〇	〇〇〇	〇〇〇	〇〇〇

Stress Level									
1	2	3	4	5	6	7	8	9	10

Diet /Lifestyle Change

Notes

Period Tracker

Month

Monday	Tuesday	Wednesday	Thursday	Friday	Saturday	Sunday

Period Arrived On		Period Ended On	

Period is...

early	on time	late

Period Tracker

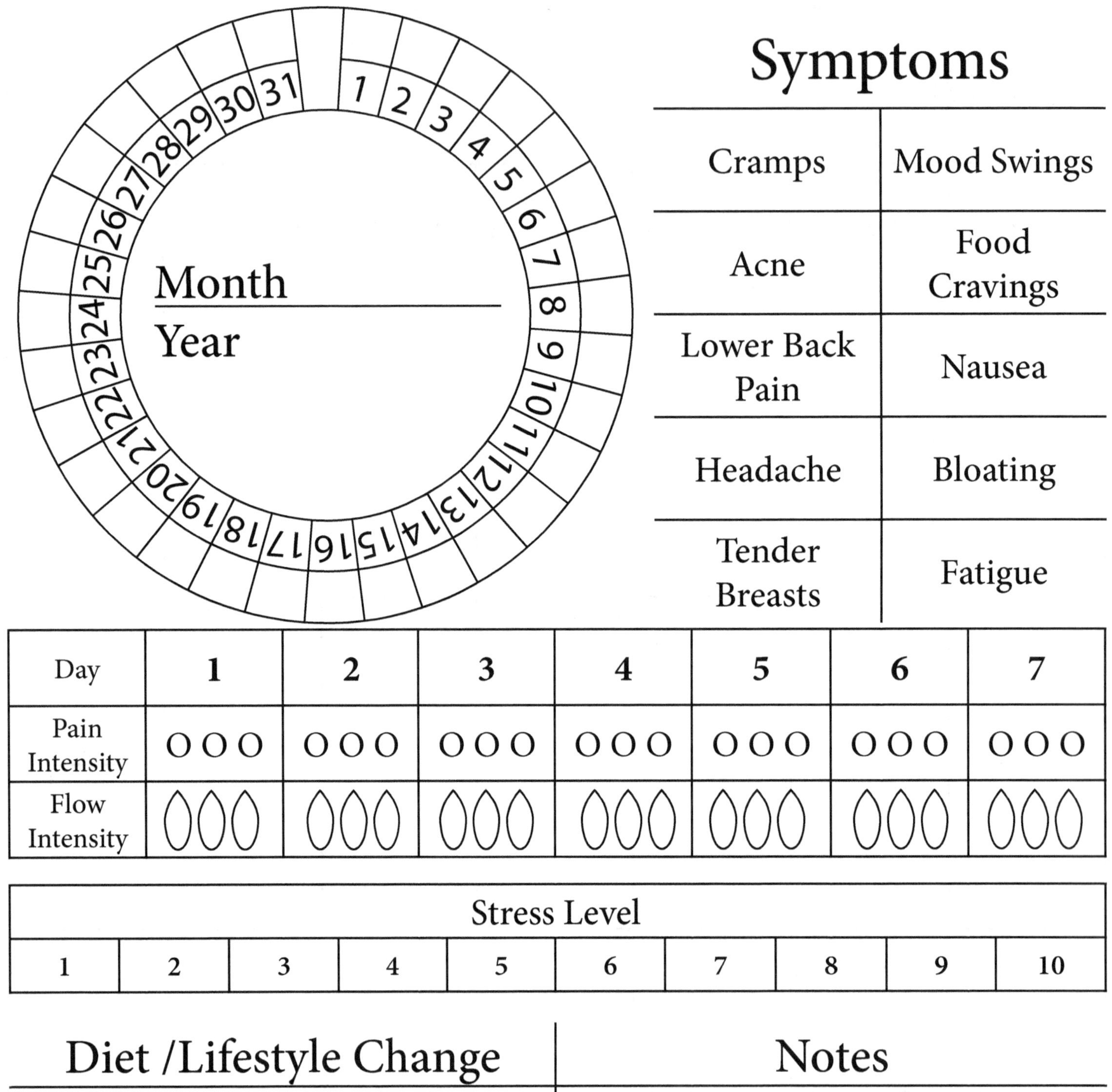

Period Tracker

Month

Monday	Tuesday	Wednesday	Thursday	Friday	Saturday	Sunday

Period Arrived On		Period Ended On	

Period is...

early	on time	late

Period Tracker

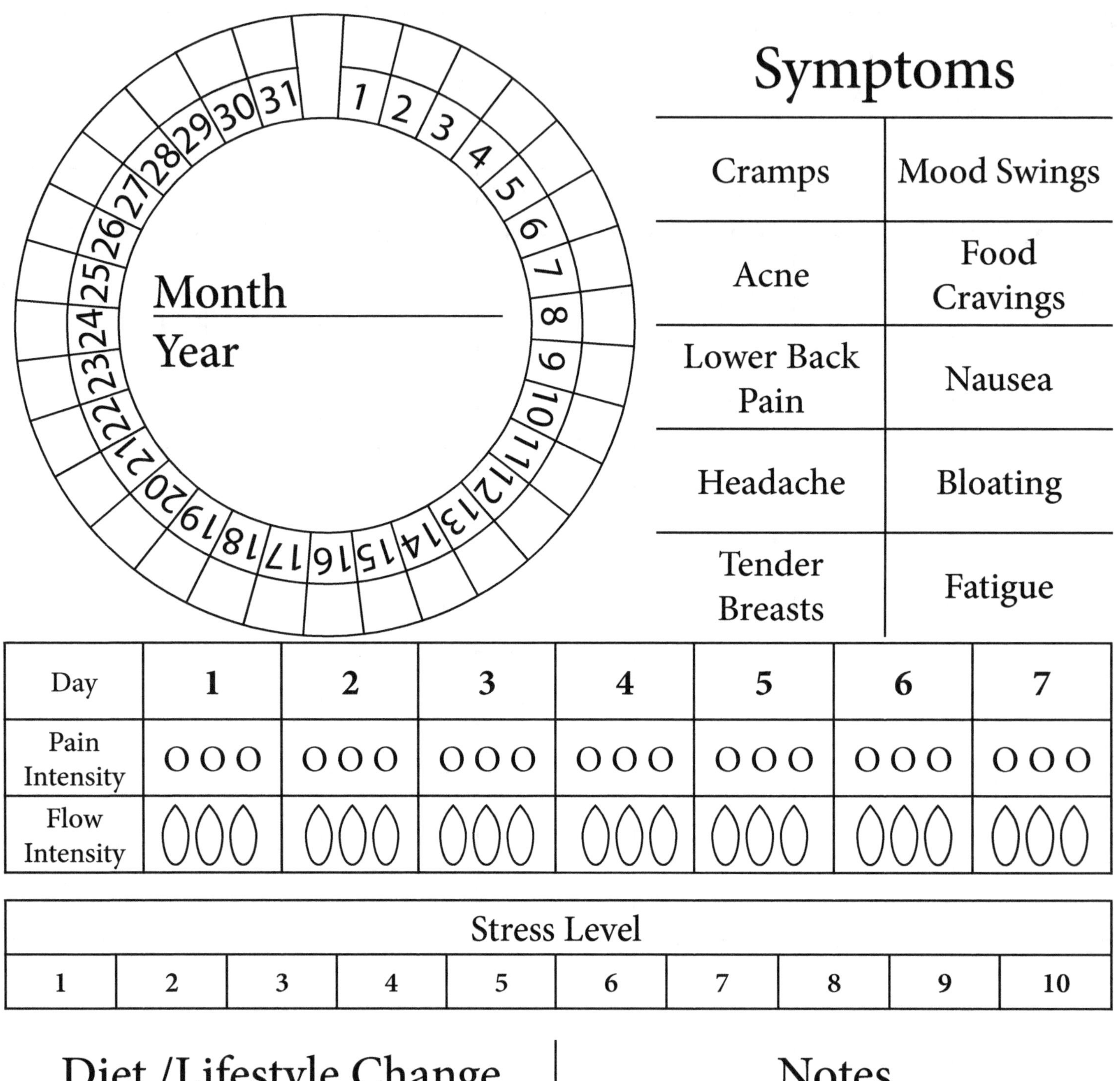

Period Tracker

Month

Monday	Tuesday	Wednesday	Thursday	Friday	Saturday	Sunday

Period Arrived On		Period Ended On	

Period is...

early	on time	late

Period Tracker

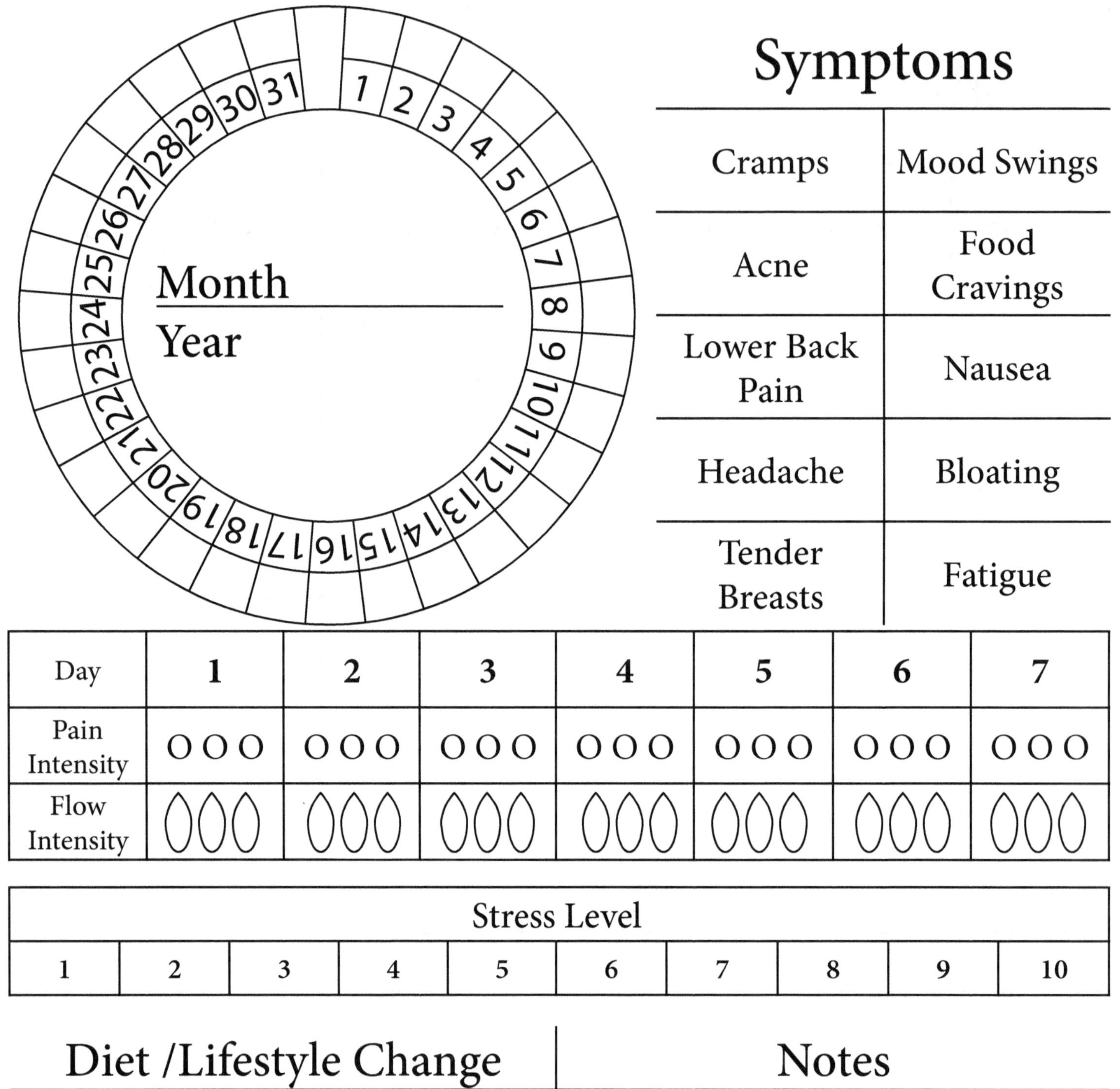

Period Tracker

Month

Monday	Tuesday	Wednesday	Thursday	Friday	Saturday	Sunday

Period Arrived On		Period Ended On	

Period is...

early	on time	late

Period Tracker

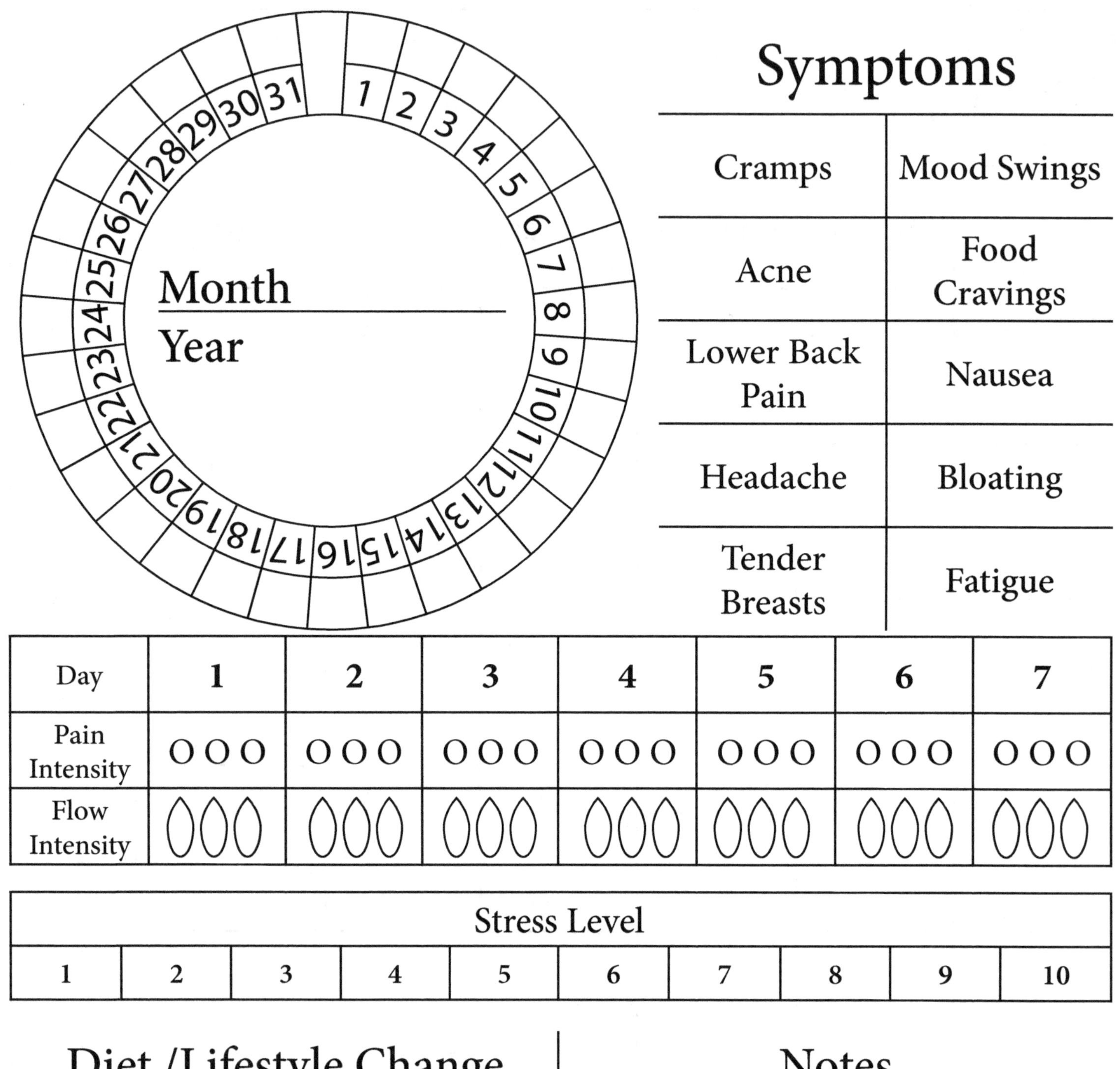

Day	1	2	3	4	5	6	7
Pain Intensity	O O O	O O O	O O O	O O O	O O O	O O O	O O O
Flow Intensity	◊◊◊	◊◊◊	◊◊◊	◊◊◊	◊◊◊	◊◊◊	◊◊◊

Stress Level									
1	2	3	4	5	6	7	8	9	10

Diet /Lifestyle Change | Notes

Period Tracker

Month						
Monday	Tuesday	Wednesday	Thursday	Friday	Saturday	Sunday

Period Arrived On		Period Ended On	

Period is...

early	on time	late

Period Tracker

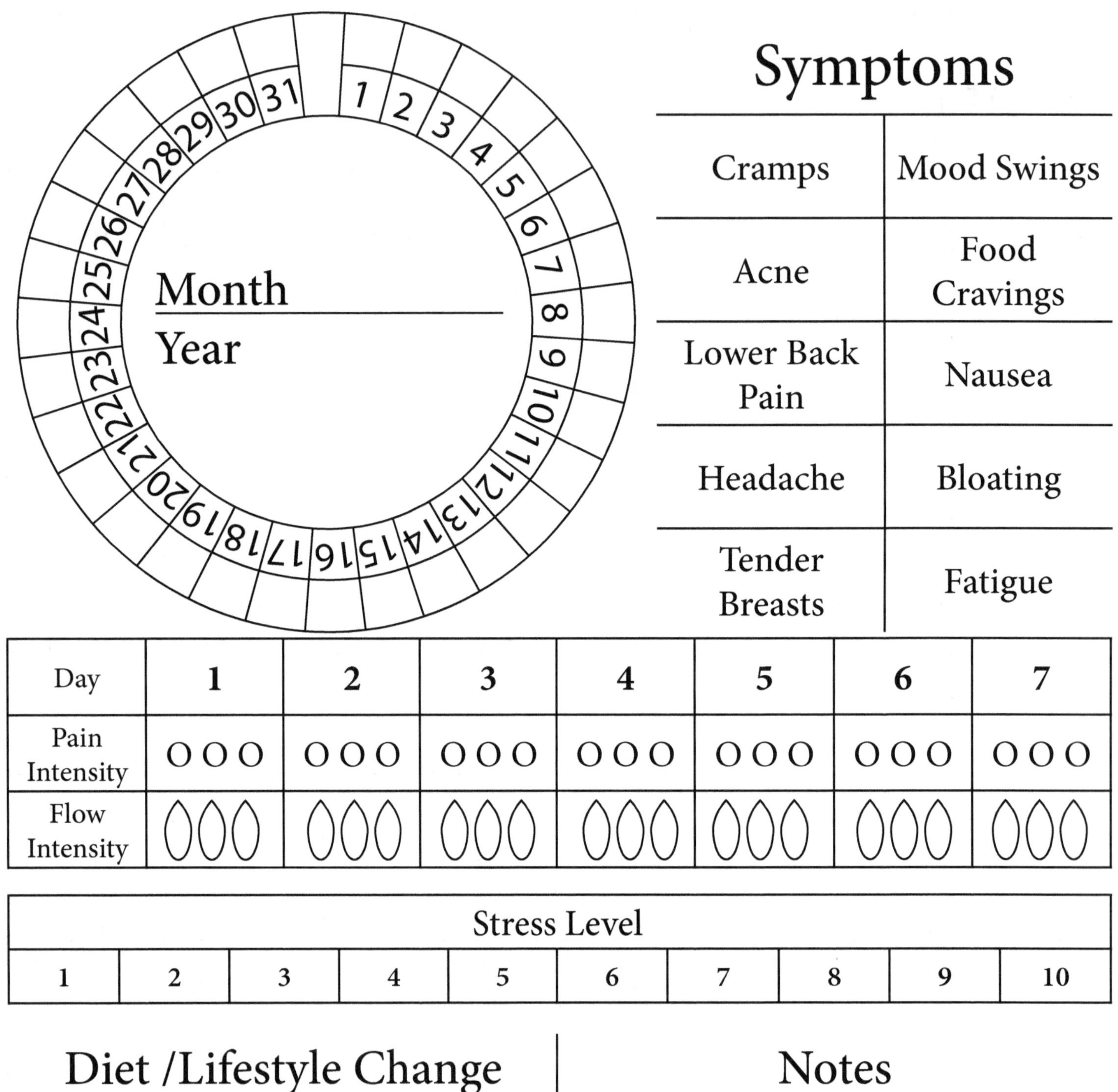

Period Tracker

Month

Monday	Tuesday	Wednesday	Thursday	Friday	Saturday	Sunday

Period Arrived On		Period Ended On	

Period is...

early	on time	late

Period Tracker

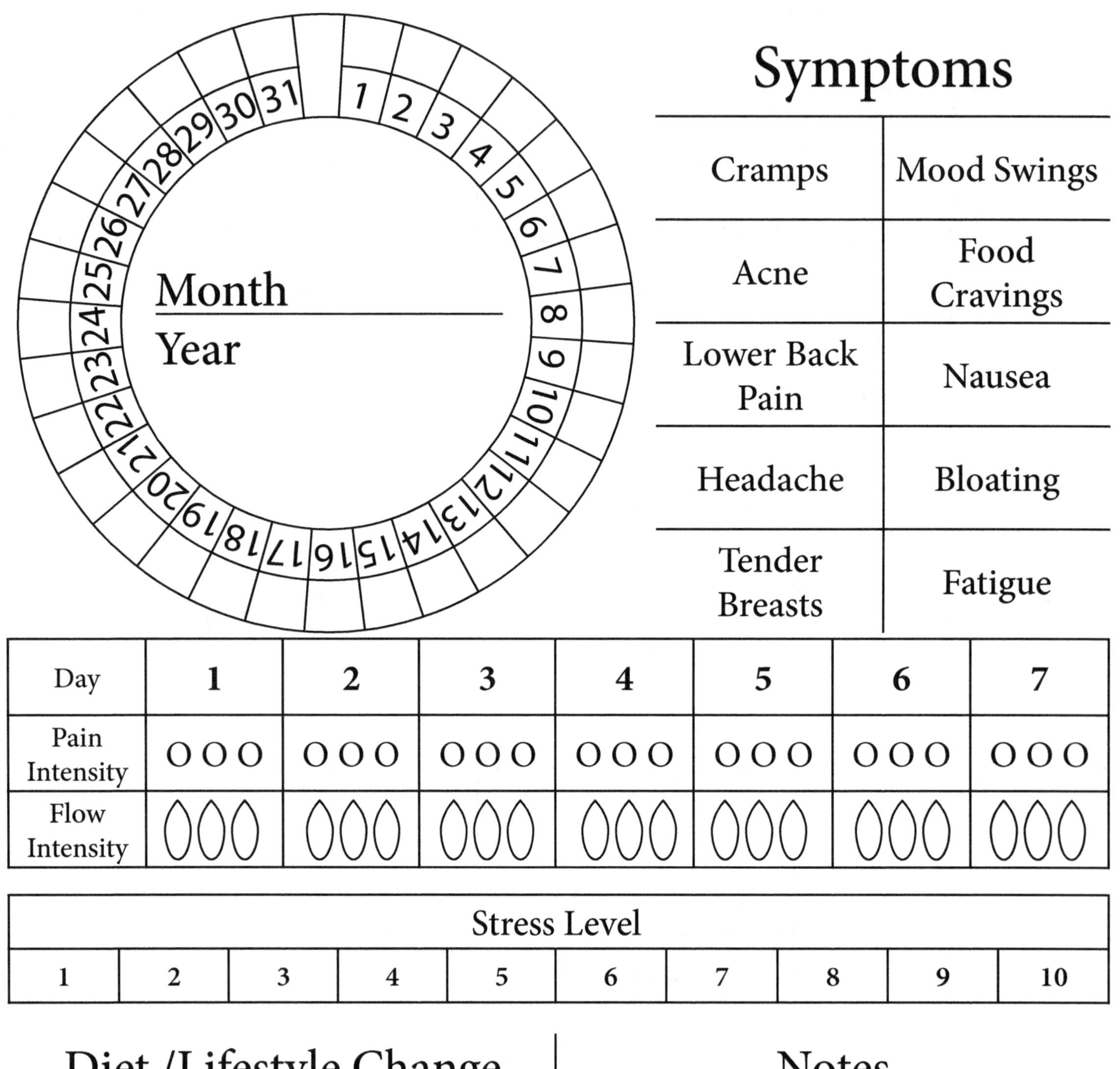

Symptoms

Cramps	Mood Swings
Acne	Food Cravings
Lower Back Pain	Nausea
Headache	Bloating
Tender Breasts	Fatigue

Day	1	2	3	4	5	6	7
Pain Intensity	ooo	ooo	ooo	ooo	ooo	ooo	ooo
Flow Intensity	◊◊◊	◊◊◊	◊◊◊	◊◊◊	◊◊◊	◊◊◊	◊◊◊

Stress Level									
1	2	3	4	5	6	7	8	9	10

Diet /Lifestyle Change	Notes

Period Tracker

Month

Monday	Tuesday	Wednesday	Thursday	Friday	Saturday	Sunday

Period Arrived On		Period Ended On	

Period is...

early	on time	late

Period Tracker

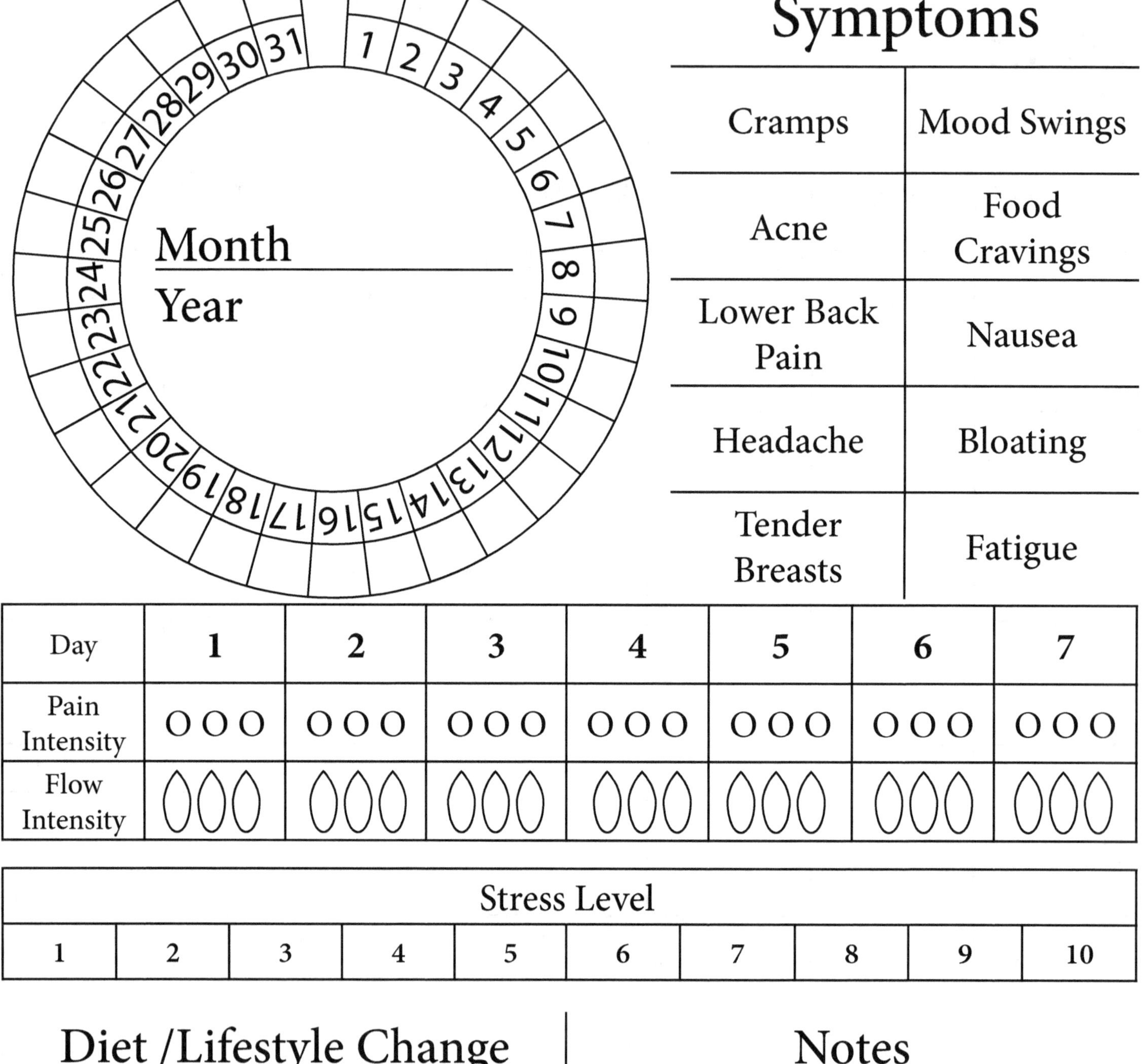

Diet /Lifestyle Change | Notes

Period Tracker

Month

Monday	Tuesday	Wednesday	Thursday	Friday	Saturday	Sunday

Period Arrived On		Period Ended On	

Period is...

early	on time	late

Period Tracker

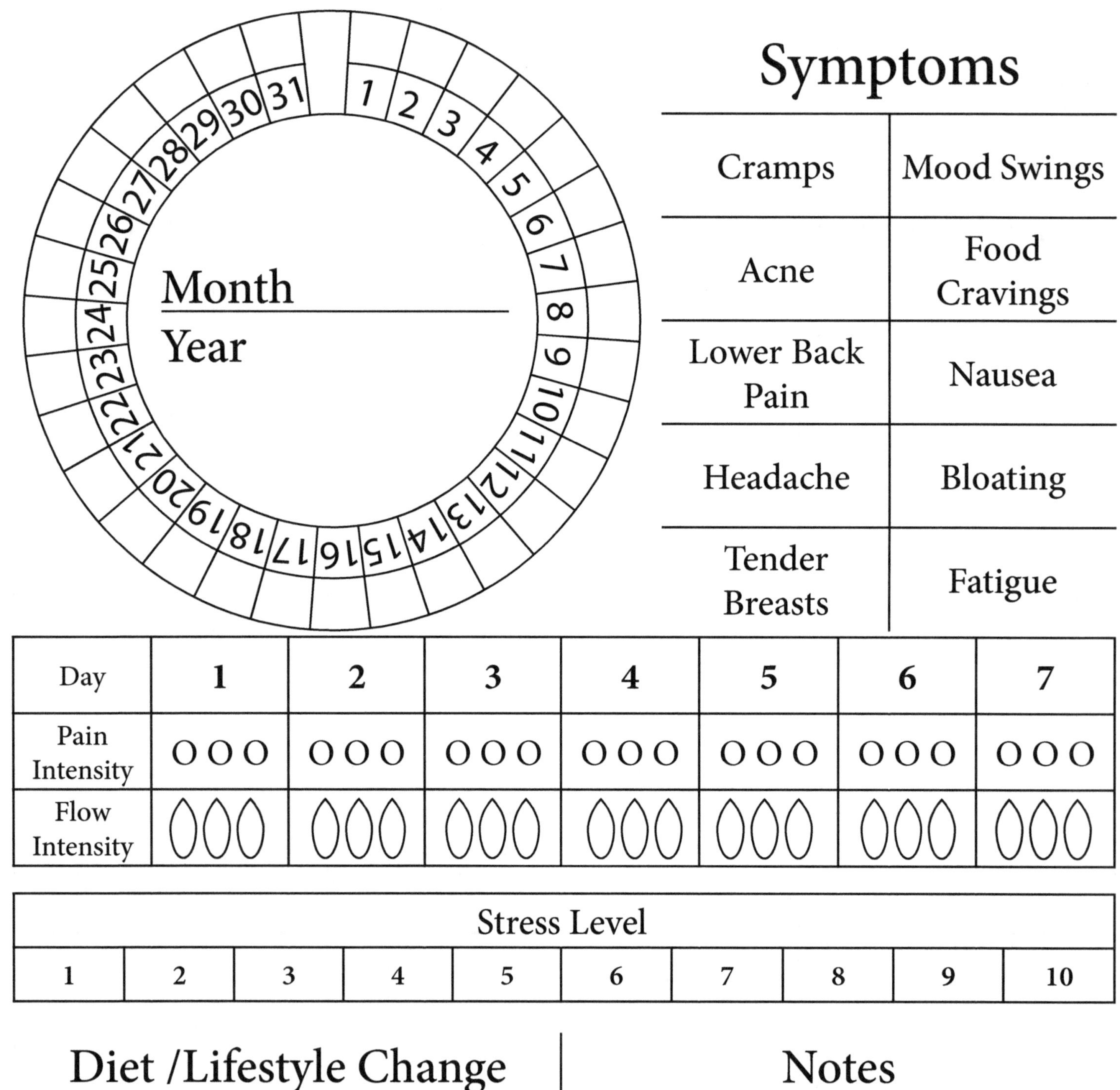

Month _______________

Year

Symptoms

Cramps	Mood Swings
Acne	Food Cravings
Lower Back Pain	Nausea
Headache	Bloating
Tender Breasts	Fatigue

Day	1	2	3	4	5	6	7
Pain Intensity	O O O	O O O	O O O	O O O	O O O	O O O	O O O
Flow Intensity	000	000	000	000	000	000	000

Stress Level									
1	2	3	4	5	6	7	8	9	10

Diet /Lifestyle Change

Notes

Period Tracker

Month

Monday	Tuesday	Wednesday	Thursday	Friday	Saturday	Sunday

Period Arrived On		Period Ended On	

Period is...

early	on time	late

www.ingramcontent.com/pod-product-compliance
Lightning Source LLC
LaVergne TN
LVHW080515200726
843507LV00008B/1099